COMPRA BIEN, COME MEJOR

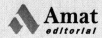

Amat Editorial, sello editorial especializado en la publicación de temas que
ayudan a que tu vida sea cada día mejor. Con más de 400 títulos en
catálogo, ofrece respuestas y soluciones en las temáticas:

- Educación y familia.
- Alimentación y nutrición.
- Salud y bienestar.
- Desarrollo y superación personal.
- Amor y pareja.
- Deporte, fitness y tiempo libre.
- Mente, cuerpo y espíritu.

E-books:
Todos los títulos disponibles en formato digital están en todas
las plataformas del mundo de distribución de e-books.

Manténgase informado:
Únase al grupo de personas interesadas en recibir, de forma
totalmente gratuita, información periódica, newsletters de
nuestras publicaciones y novedades a través del QR:

Dónde seguirnos:

 | @amateditorial

   | Amat Editorial

Nuestro servicio de atención al cliente:
Teléfono: **+34 934 109 793**
E-mail: **info@profiteditorial.com**

DR. ÀLEX YÁÑEZ DE LA CAL

COMPRA BIEN, COME MEJOR

Toda la información que necesitas para hacer una COMPRA SALUDABLE

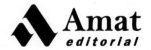

© Àlex Yáñez de la Cal, 2024
© Profit Editorial I., S.L., 2024
Amat Editorial es un sello de Profit Editorial I., S.L.
Travessera de Gràcia, 18-20, 6.º 2.ª. 08021 Barcelona

Diseño de cubierta y maquetación: Jordi Xicart
Imágenes: Shutterstock.com, Freepik y Canvas.

ISBN: 978-84-19870-40-7
Depósito legal: B 1375-2024
Primera edición: Febrero de 2024

Impresión: Gráficas Rey
Impreso en España – *Printed in Spain*

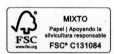

A Miriam,
por ser el mejor apoyo
que una mente tan inquieta como la mía pueda
tener, y por tu forma de empujarme en todo
momento hacia delante.
Te quiero, pequeña.

Gracias papá, mamá y Armando
por apoyarme y ayudarme a llegar donde estoy,
no lo habría logrado sin vosotros.

❖ ÍNDICE ❖

❖ INTRODUCCIÓN ❖

Antes de empezar, te quiero dar las gracias. Por tener este libro en tus manos. Por abrirlo y empezarlo a leer con interés, sabiendo que te va a aportar muchos conocimientos positivos. Te quiero dar las gracias por haber confiado en mí para aprender a hacer una cosa tan sencilla, y a la vez tan complicada, como es hacer la compra. Gracias, pues, por creer, como yo, que comprar mejor es cuidar tu salud.

Y también te quiero dar la enhorabuena, porque estás invirtiendo tu tiempo en salud y en cuidarte. Sabemos que el tiempo es uno de los bienes más escasos de nuestra sociedad, por eso te animo a utilizarlo bien leyendo este libro, porque, una vez tengas interiorizados todos los consejos que en él te voy a dar, tu compra será más simple, más lista, más sana y más efectiva. Ya sabes que los grandes cambios empiezan con pequeños pasos. Tú acabas de dar un primer paso firme y esencial para cuidar mejor tu salud; y no todo el mundo está dispuesto a darlo. ¡Enhorabuena!

Puede que ya me conozcas de alguna red social, como Instagram, en la que fui el primer nutricionista español que empezó a recorrer los pasillos de los supermercados arriba y abajo analizando todos los alimentos para encontrar los más sanos y descartando aquellos que no lo eran. Si buscas los hashtags #yanezapto o #yaneznoapto, vas a encontrar más de 3.000 referencias de alimentos analizados en más de 30 supermercados diferentes. ¡Sí, es una gran base de datos! Pero a veces las redes sociales abruman, o no son tan fáciles de consultar cuando uno necesita una información concreta sobre algo. Es por este motivo que decidí escribir el libro que tienes ahora en las manos: mi intención es aportarte los conocimientos necesarios para que tú también seas capaz de ir recorriendo los pasillos del súper sabiendo qué mirar para analizar si un producto es saludable o no. Quiero compartir contigo mi capacidad de análisis y todas las herramientas que utilizo para que tú puedas hacerlo por tu cuenta, con seguridad y fiabilidad.

Porque, y quiero que quede claro ya desde un principio, la seguridad y la fiabilidad son dos pilares fundamentales de mi método: todo lo que voy a decir en este libro está basado en razonamientos y evidencias científicas. No voy a opinar ni a decir nada porque sí; las palabras ya sabemos que se las lleva el viento, pero la ciencia permanece, es imborrable e indiscutible.

En definitiva, espero que este libro te sea muy útil, es para esto que lo he escrito, es para ti y tu salud. Así que te pido un favor: si te sirve, si te ayuda, si crees que puede mejorarse en algún aspecto, lo que sea, por favor, deja una reseña o coméntamelo en mis redes. Me encantaría recibir tu *feedback*, conocer tu opinión y poder leer cualquier crítica constructiva, pues para mí es muy útil para ir mejorando, versión a versión, este segundo hijo que es este libro, después de *Los 100 mejores suplementos y alimentos que cambiarán tu vida*.

No me alargo más, ¡que quizás tienes que pasarte por el súper! Querido lector y #curcumino, deseo que disfrutes del libro y que aprendas mucho con él.

1

ANTES DE SALIR A HACER LA COMPRA

Te sientas en la mesa con un plato delante, un plato que, antes, habrás preparado en la cocina con los ingredientes que hayas escogido según lo indicado en la receta; unos ingredientes que, retrocediendo más en el tiempo, habrás ido a comprar al súper o al mercado. Por tanto, tú sigues sentado en la mesa, con el tenedor en la mano, a punto de ingerir este delicioso manjar, pero la pregunta es: ¿es en este punto que empieza todo lo relacionado con tu dieta? Algunos dirán que sí, claro. Somos lo que comemos. Bien, de acuerdo. Pero muchos otros dirán que no, que somos lo que cocinamos. Y estarán en lo cierto. La elección de una receta u otra va a cambiar mucho nuestra salud, obviamente. Pero volvamos al inicio: antes de sentarnos a la mesa, antes de ponernos a cocinar, ha habido un paso previo que, sinceramente, creo que es donde empieza nuestra dieta: la compra. Sí, somos lo que compramos. Así pues, como muchos nutricionistas afirman, nuestra dieta empieza haciendo la lista de la compra, ese momento tan alejado de un plato cocinado y humeante. La compra es un proceso clave a la hora de planificar nuestros menús y todo lo que vamos a comer en casa. Si la salud y la enfermedad, en muchos casos, como dicen los médicos, entran por la boca, qué menos que tener muy en cuenta este proceso que comprende hacer la lista de la compra, ir al súper, seleccionar bien lo que vamos a comprar... Te parecerá un ejemplo muy tonto cuando lo leas, pero, si sabes que no debes abusar de los dulces, no los compres, simplemente reduce tu compra de bebidas azucaradas o de bollería, por ejemplo. Te lo he dicho: de tan obvio parece insultante, ¿verdad? Pero lo cierto es que hay muy pocas personas que respeten, en los pasillos del súper, lo que tenían en mente en casa mientras hacían la lista de la compra. Porque aquí, *grosso modo*, pueden pasar dos cosas. O bien que sepas qué alimentos te sientan bien y cuáles no, pero que no te organices y vayas a comprar un poco guiándote por los impulsos, cediendo a las tentaciones o, sencillamente, pensando «Bah, tampoco me hará daño un poquito de esto o de aquello», el clásico «¡Una vez al año no hace daño!». O también puede pasar que compres siguiendo a raja tabla la lista que, escrupulosamente, hayas hecho en casa, mirando armario por armario qué es lo que te hace falta, qué es lo que necesitas, pero que te falten los conocimientos o los trucos para saber si esta lista que vas a respetar al dedillo está bien hecha, es equilibrada o se corresponde con productos sanos.

Por tanto, empecemos por lo más básico, porque igual no todos cocinamos, pero sí que todos decidimos qué productos vamos a comprar y entran o no en nuestra casa. Así pues, te voy a dar algunos consejos esenciales, de primero de la compra, para llenar tu carrito como es debido. ¡Apunta!

Factores internos para hacer una buena compra

1. **IR A COMPRAR SIN HAMBRE.** Esta es la madre de todas las reglas. Si vas al súper con el estómago vacío, es muy difícil que no termines comprando por impulso, e incluso que termines comiendo algo mientras estás comprando. Los estímulos que vas a tener van a ser tan intensos que tu hambre te va a hacer caer en la trampa de la compra instantánea para saciar tu apetito. Es pura supervivencia. En un abrir y cerrar de ojos vas a ver tu carrito lleno de productos que te comerías en ese momento y que seguro que no son los más saludables ni recomendables. Organiza tu día, en la medida de lo posible, para poder ir a comprar habiendo comido o tu paseo por el súper va a estar lleno de cantos de sirena que te irán diciendo «Cómeme, cómeme...».

2. **IR A COMPRAR RELAJADOS.** No debes tomarte la compra como un acto sin más, como un puro trámite que debes cumplir para tener la nevera y la alacena abastecidas. No, ir a comprar necesita su debido tiempo y tranquilidad. Si vas con prisas o con estrés porque no llegas a esa reunión, o a recoger a los niños al cole, o porque están

cerrando el súper, terminarás comprando de forma rápida, con lo que irás llenando tu cesta con menos criterio. Sobre todo al principio necesitas un cierto tiempo para mirar, comparar, leer etiquetas... Todo esto no lo puedes llevar a cabo con prisas. Ya más adelante sabrás con más soltura qué comprar, dónde encontrarlo y qué mirar antes de decidir si lo tomas o no, pero, por el momento, dedícate con esmero al acto de comprar. Igual que no comes con prisas, tampoco puedes comprar con ansia.

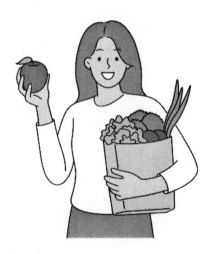

HAZ LA LISTA DE LA COMPRA

Empecemos por el principio. Como decíamos, es esencial no ir al súper como quien va a la aventura, a ver qué nos encontramos. Lo mejor es tener claro qué necesitamos *de verdad*, que muchas veces no se corresponde con lo que *creemos* que necesitamos. Lo mejor es llevarlo todo escrito, ya sea en tu móvil o, si eres más clásico, en un papel.

Llevar una lista es todo lo contrario a la improvisación, que es uno de los grandes males a la hora de ir a hacer la compra. La lista pone orden, porque así nos ceñimos únicamente a lo que realmente necesitamos, y también nos hace ganar tiempo. Si sabemos qué tenemos que comprar, vamos a ir directos al grano y no vamos a estar deambulando por los pasillos con la mirada perdida entre los estantes, dudando o comprando productos totalmente innecesarios por impulso. Una lista bien hecha, como decía, también nos permite ganar tiempo. Organízala por secciones: empieza por los productos de limpieza, después por los productos de higiene, las bebidas, los alimentos envasados, los frescos... Como quieras, pero de tal manera que no tengas que ir recorriendo los mismos pasillos una y otra vez. Serás más eficiente así y no tendrás el «peligro» de ir viendo productos atractivos que pueden llamarte la atención sin que los necesites.

Así pues, es importante que dediques un tiempo en casa a mirar qué te hace falta, y en qué cantidad. Es crucial que la lista incluya los productos, pero también la cantidad necesaria, para no crear excedentes en tus armarios. A la hora de hacer la lista de la compra, siempre recomiendo a mis pacientes y amigos que la hagan por grupos de alimentos, porque así no los repetiremos ni compraremos alimentos similares de forma repetida. Una forma de ordenarla puede ser por proteínas, hidratos de carbono, grasas y otros (como podrás ver en la imagen de la página siguiente).

Finalmente, me gustaría hacer hincapié en este apartado en un tema con el que me voy encontrando mucho en los supermercados: los superalimentos. Mi consejo es que tengas cuidado con ellos. Me explico. Los superalimentos están muy bien, no digo lo contrario, pero muchas veces se trata de alimentos muy similares a otros, los cuales, como no llevan esta etiqueta con el prefijo *super-*, son más económicos y pueden llegar a ser mejores opciones. Tenlo en cuenta. El nombre no siempre lo es todo. Hay que buscar un poco detrás de estas denominaciones que se ponen de moda y preguntarse qué es lo que tienen y si no lo podemos obtener en otros lados. De hecho, algunas veces los alimentos que se inscriben dentro de esta categoría pueden enmascarar algún aditivo o componente que no lo convierte, precisamente, en la mejor opción. Desconfía siempre de los alimentos que necesitan de un eslogan para triunfar.

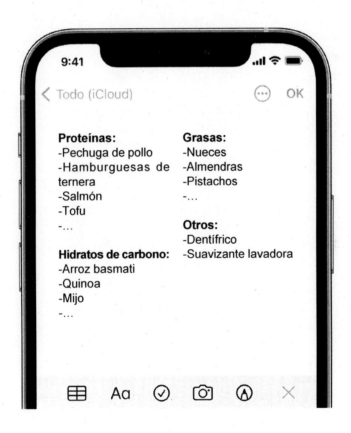

La trampa del 2×1

Llenar el carro de la compra, lo sabemos todos, cada día es más caro, pero precisamente por eso ten prudencia con las ofertas o los 2×1 que se ven por los supermercados. Muchas veces estas ofertas vienen condicionadas por la corta caducidad del producto o por un sobrestock (un exceso de producción no vendido). Así pues, no siempre estos productos son los mejores o los más recomendables. Compara siempre el precio por kilogramo de alimento y fíjate en sus ingredientes, porque puede ser que los productos más rebajados sean los menos sanos, ya que son los que más margen tienen de beneficio, con lo que es muy fácil ponerlos en oferta. Y también comprueba la fecha de caducidad y piensa si vas a poder incluirlo en tu dieta antes de que caduque. Lo que no puede ser es que tu dieta se vea condicionada por las fechas de caducidad: tu dieta la marcas tú de acuerdo con tus necesidades y tu salud. Y, por último, pregúntate siempre si realmente necesitas ese producto, por muy rebajado que esté. No aproveches las ofertas porque sí, ya que al final van a hacerte gastar más y van a alterar tu dieta.

ELEGIR MERCADO O SUPERMERCADO

Muchas veces me preguntáis, ya sea en persona o a través de las redes sociales, si es mejor ir a comprar al súper o al mercado. Esta es una pregunta que considero muy interesante. Particularmente, prefiero ir siempre a comprar al mercado, aunque soy consciente de que no siempre es posible y que muchas veces es más práctico ir al supermercado; o igual no tienes un mercado cerca de casa o, si vives en un pueblo, lo tienes una vez a la semana. Dejando a un lado todos estos condicionantes, prefiero el mercado por varias razones: la primera de ellas es que en el mercado sabrás siempre el origen de cada producto y sus cualidades. Es más, es muy posible que, si compras en un mercadillo o en un mercado semanal, le estés comprando la fruta, la verdura o lo que sea directamente al agricultor de esos productos, con lo cual favorecemos el comercio llamado de kilómetro cero, una manera de comprar muy sostenible y recomendable sin ningún tipo de duda. Además, en el mercado encuentro otro punto a favor que para mí también es muy importante, aunque sea intangible, y es el trato cercano con el vendedor, que siempre nos puede orientar y aconsejar a la hora de hacer la compra. Él mejor que nadie sabe lo que vende, y podemos aprender mucho siguiendo sus consejos.

Pero ¿y si compramos en el supermercado? Pues tiene otros puntos a favor que tampoco podemos menospreciar, la verdad. Por ejemplo, en el súper tenemos mucha más variedad de productos (desde una harina integral hasta un suavizante, pasando por un salmón congelado). Otro factor a tener en cuenta es el precio: puesto que los supermercados compran al mayorista, tienen ofertas en algunos productos y en algunos casos, como en los productos o alimentos procesados, puede que haya un precio mucho más ajustado. Pero cuidado con las ofertas, como ya te he recalcado antes: no siempre son una solución a nuestra dieta equilibrada ni tampoco a nuestra economía. De hecho, esto no es siempre así: en verduras y frutas, por ejemplo, siempre encontrarás un precio mucho más interesante. La relación personal que establezcas con tu frutería o verdulería de confianza difícilmente la encontrarás en el supermercado. Lo que sí puedes encontrar en el súper es la tarjeta de fidelización, que es interesante para compras recurrentes. Eso sí, ten cuidado con los cheques regalo. Me refiero a los cheques o tiques que te dan al finalizar tu compra para que vuelvas en busca de algún descuento concreto. Son un gancho para que vuelvas. Debes saber que estos cheques se realizan con algoritmos después de haber analizado tus compras, con lo cual los descuentos que te van a ofrecer siempre van a ser sobre productos que no sueles comprar. Pero así ya saben que, con tal de aprovechar ese descuento, que realmente no te interesa, vas a volver, ¡porque no vas a dejar escapar esta oportunidad! Pues sí, a veces es mejor desligarse y no estar condicionados por estas ofertas que, sinceramente, no son para nosotros. En mi caso, por ejemplo, siempre tengo descuentos para comprar cerveza o agua embotellada... ¡Por algo será!

Ante la pregunta que iniciaba este apartado (¿mercado o súper?) siempre acabo recomendando que, compres donde compres, y siempre que tu bolsillo te lo permita, adquieras productos de agricultura biológica o ecológica. Sabemos que este tipo de agricultura utiliza un menor número de aditivos y fertilizantes en los alimentos. Los últimos estudios también nos aseguran que la calidad (una vez analizado su aporte de vitaminas y minerales) es mayor en este tipo de productos que en los convencionales.

2

¡VAMOS DE COMPRAS!

¿CÓMO LEER LAS ETIQUETAS?

Este es uno de los temas que más preocupan entre los consumidores: las etiquetas, que a veces se perciben como un jeroglífico imposible de descifrar y al que nos acercamos con miedo y pereza, básicamente porque no sabemos qué buscar en ellas, cómo descifrar tanta información condensada en palabras, números y siglas que no entendemos. Tranquilidad, que vamos a descodificarlas fácilmente, ¡como si fuéramos un lector de código de barras!

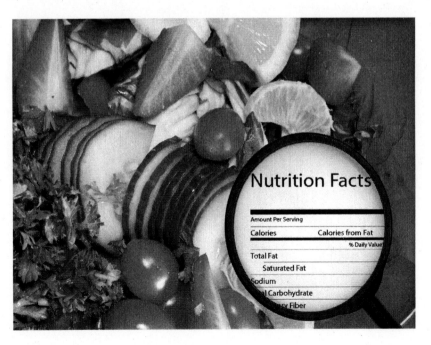

Cuando sepas leer una etiqueta verás que tu compra se vuelve más sencilla, intuitiva y eficaz. Y lo primero que debes saber es que los ingredientes que aparecen impresos en el producto siempre van en orden de cantidad. Es decir, el primer ingrediente del listado siempre se encuentra en mayor cantidad que el segundo, y el segundo, en mayor cantidad que el tercero, y así sucesivamente.

Pero ¿y los alimentos que solo tienen un ingrediente?, te preguntarás. Claro, estos son la excepción. Una fruta, una verdura o cualquier otro alimento que esté compuesto de un solo ingrediente, como el café, si no tiene ninguna lista de ingredientes es porque no lleva nada más y, por tanto, no tiene que especificarlo en su etiquetado. Si existe, aparecerá en la etiqueta; y si no está es porque no hay nada más que declarar, señoría. Aquí no hay ni trampa ni cartón.

Por ejemplo, hablemos de los aditivos, que tan preocupados nos tienen: deben aparecer especificados con la letra E y los 3 o 4 números que identifican cada aditivo con su tipo (colorantes, antioxidantes, edulcorantes…); eso significa que el aditivo ha pasado controles de seguridad y que ha sido aprobado para su uso dentro de la Unión Europea. Y es que la legislación de la UE requiere que los aditivos alimentarios sean etiquetados claramente con su letra E seguida del correspondiente número de identificación.

Para entender qué tipo de aditivo tenemos en el producto que estamos a punto de comprar, tenemos que tener muy clara esta lista:

- **1XX SON LOS COLORANTES**
- **2XX SON LOS CONSERVANTES**
- **3XX SON LOS ANTIOXIDANTES**
- **4XX SON LOS ESTABILIZADORES**
- **5XX SON LOS ACIDULANTES**
- **6XX SON LOS POTENCIADORES DE SABOR**
- **9XX SON LOS EDULCORANTES**
- **11XX SON LAS ENZIMAS**
- **14XX SON LOS ALMIDONES MODIFICADOS**

Más adelante vamos a hablar de ello con más detenimiento en su correspondiente capítulo, pero sí que me gustaría, aquí, poner encima de la mesa el hecho de que hay que tener en cuenta que hay algunos aditivos que no nos benefician. Vamos a verlo un poco por encima:

Del primer apartado, el de los colorantes (1XX), la mayoría de ellos no son recomendables, aunque hay, excepcionalmente, algunos de naturales, como el colorante extraído del betacaroteno o zanahoria, el rojo remolacha o la cúrcuma, que sí son totalmente recomendables y saludables. El resto, sin embargo, son colorantes extraídos de plásticos con muchos efectos secundarios y, como es lógico, no son para nada saludables.

Pasemos a los del número 2XX: poco que decir, la mayoría de los conservantes son totalmente saludables y no tienen ningún tipo de problema. Y lo mismo podemos decir de los del tipo 3XX: la gran mayoría de los antioxidantes son totalmente válidos y aptos para una dieta saludable, ya que hoy en día son seguros. Por su parte, los estabilizadores, los 4XX, y los acidulantes, los 5XX, también son una opción válida y saludable.

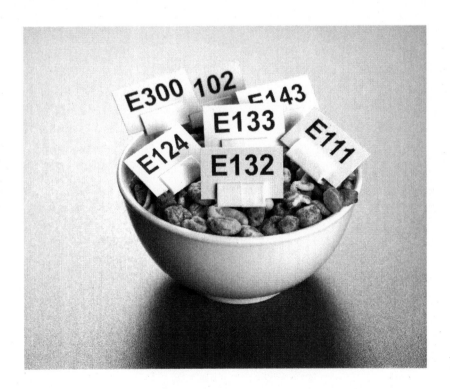

Detengámonos un momento en los del número 6XX, los potenciadores de sabor; hay que decir que no hay ninguno de estos aditivos que sean saludables. De hecho, más adelante hablaremos con más detalle del E-621, el glutamato monosódico.

De los 9XX, que son los edulcorantes, también hablaremos muy detalladamente en su apartado, pero ya te puedo avanzar que hay de todo: opciones buenas y malas, casi al 50%. Habrá que estar atentos para saber de qué tipo son, pero no te agobies, que luego vamos a desenmascararlos a todos.

Las enzimas, los 11XX, son opciones válidas y seguras. Y los 14XX, que son los almidones modificados, no presentan tampoco ningún problema; lo que pasa es que hay alimentos a los que se les añade almidones modificados sin demasiado sentido, pero este es otro tema, del cual ya hablaremos más adelante.

¡Recuerda!

Que algo esté regulado no significa que sea saludable o inocuo para nuestro organismo y para nuestra salud.

Aunque este tema dé para un libro entero, tampoco quiero abrumaros, así que voy a haceros un resumen de los aditivos más peligrosos para nuestra salud, a fin de que tengáis una idea rápida y útil sobre el tema.

Creo que lo primero sería describir qué es un aditivo. A veces hablamos de conceptos muy alegremente, sin tener muy claro a qué se refieren. Pues bien, un aditivo es aquella sustancia que, sin constituir por sí misma un alimento, ni poseer valor nutritivo, se agrega intencionalmente a los alimentos y bebidas. Este añadido siempre se hace en cantidades mínimas con el objetivo de modificar sus características organolépticas o facilitar o mejorar su proceso de elaboración o conservación. Esto es importante. Me refiero al hecho de que sea en cantidades mínimas, puesto que esta premisa muchas veces no coincide para nada con la realidad de las grandes industrias.

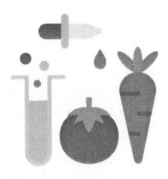

COLORANTES

Un colorante es una sustancia soluble en agua que es capaz de teñir y dar un nuevo color a un tejido, alimento, etc. Esto que parece tan claro, tan inocuo, se ha vuelto un tema muy controvertido con el paso de los años. Así pues, de acuerdo con el reporte del Center for Science in the Public Interest (un organismo de referencia), algunos de los colorantes de alimentos que más se utilizan podrían estar relacionados con numerosas formas de cáncer, así como con la hiperactividad y otros problemas de comportamiento. No dudo que esta información os pueda sorprender, pero es totalmente real.

Para conocer algo más sobre esto, pues, vamos a ver algunos de los colorantes más populares y dónde los podemos encontrar. ¡Toma nota, que esto te interesa!

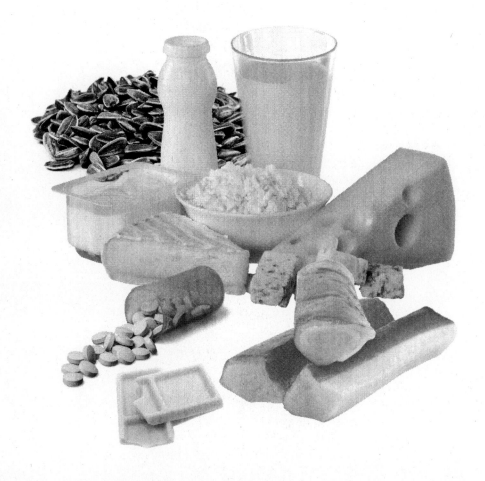

E-171

Óxido de titanio (E-171)

De color blanco.

DÓNDE SE ENCUENTRA: en suplementos, fármacos, palitos de surimi, pipas, chicles, chocolates, frutos secos, lácteos, etc.

LOS ESTUDIOS CIENTÍFICOS HAN DEMOSTRADO QUE ESTE ADITIVO:

- Bloquea la respiración celular y daña el hígado y riñones.
- Incrementa el riesgo de cáncer y aparición y/o empeoramiento tumoral.
- Provoca daños e inflamaciones cromosómicas y genéticas.
- Aumenta el estrés oxidativo en el cerebro y aumenta el riesgo de disfunción neurológica.

A TENER EN CUENTA:

La cantidad máxima recomendada al día es indeterminada, pero no puede superar el 1% en cualquier alimento o producto.
En Francia este colorante está prohibido y la Autoridad Europea de Seguridad Alimentaria (EFSA) no recomienda su consumo.

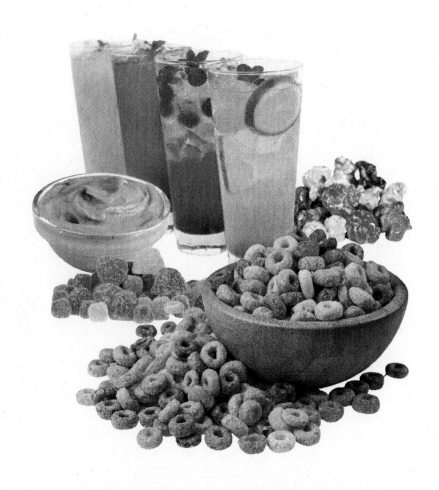

E-102

Tartrazina (E-102)

Conocido también como colorante amarillo, por su evidente color, es un derivado del petróleo y del plástico.

DÓNDE SE ENCUENTRA: en dulces, cereales, fármacos, bebidas alcohólicas, mostazas e incluso patatas fritas.

LOS ESTUDIOS CIENTÍFICOS HAN DEMOSTRADO QUE ESTE ADITIVO:

- Aumenta la histamina y el riesgo de tener eczemas, asma, urticaria, alergias e insomnio.
- Daña la salud renal.
- Provoca hipersensibilidad e hiperactividad, además de falta de atención en los niños.
- Aumenta el riesgo de cáncer y aparición tumoral.

A TENER EN CUENTA:

Su cantidad máxima recomendada es de 7,5 mg por kilogramo de peso corporal.
Este colorante está prohibido en todos estos países: Alemania, Austria, Australia, Finlandia, Noruega y el Reino Unido.

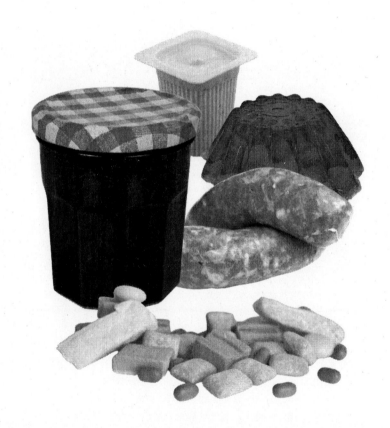

E-120

Rojo carmín (E-120)

De color rojo intenso, cada gramo se extrae de 100 hembras de cochinilla y luego se mezcla con aluminio, calcio o amoníaco (unos añadidos cuya ingestión no hace falta decir que no es nada recomendable).

DÓNDE SE ENCUENTRA: en lácteos de fresa, chicles, gelatinas, mermeladas, chorizos y palitos de cangrejo.

LOS ESTUDIOS CIENTÍFICOS HAN DEMOSTRADO QUE ESTE ADITIVO:

- Perjudica al crecimiento infantil.
- Aumenta el riesgo de cáncer y el riesgo tumoral.
- Aumenta el tamaño del bazo.
- Aumenta la histamina y el riesgo de padecer asma, hiperactividad, dermatitis, insomnio y alergias, o de tener eczemas.

A TENER EN CUENTA:

Su cantidad máxima recomendada es de 5 mg por kilogramo de peso corporal.
Este colorante está prohibido en Japón, los Estados Unidos y Noruega.

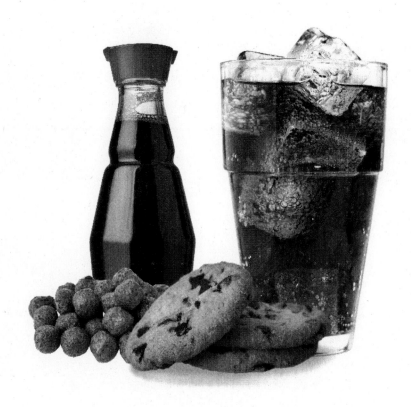

E-150

Caramelo (E-150)

Se obtiene de la mezcla y la caramelización de jarabe de glucosa (azúcar) y fructosa (otro tipo de azúcar, pero peor). En los etiquetados aparece también como caramelo cáustico (E-150a), caramelo cáustico de sulfito (E-150b), caramelo amónico (E-150c) y otros nombres parecidos que no son más que sinónimos de E-150. Esto nos lleva a pensar, este baile de números y letras, que a veces parece que la idea no es otra que confundir al comprador. No tengas pereza a la hora de leer las etiquetas ni desesperes; ya ves lo importante que es saber qué vamos a llevarnos a la boca.

DÓNDE SE ENCUENTRA: en refrescos, bebidas alcohólicas, galletas, postres, salsas de soja, vinagres balsámicos, etc.

LOS ESTUDIOS CIENTÍFICOS HAN DEMOSTRADO QUE ESTE ADITIVO:

- Produce un efecto laxante y problemas digestivos (con una toma de 18 g al día o más).
- Disminuye la vitamina B6, lo que provoca diferentes problemas en nuestro organismo.
- Provoca convulsiones.
- Está vinculado con el riesgo de padecer cáncer.
- Afecta directamente al sistema inmune, debido al hecho de que hace disminuir los glóbulos blancos.

A TENER EN CUENTA:

Su cantidad máxima recomendada es de 200 mg por kilogramo de peso corporal.

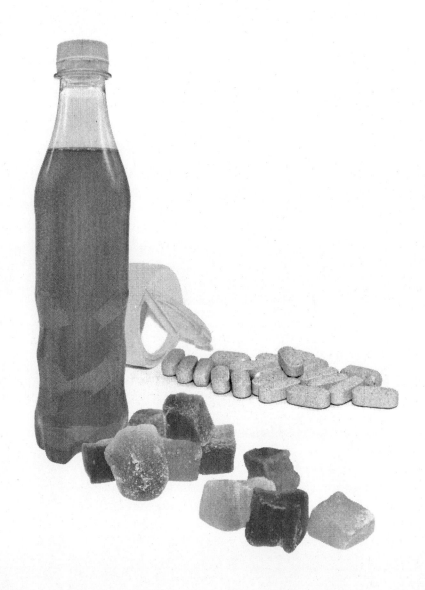

E-127

Eritrosina (E-127)

De color rojo violeta, se fabrica con yodo y petróleo, dos compuestos que debemos tener muy presentes, sobre todo el yodo, un elemento muy importante para nuestro cuerpo, pero que, en exceso, puede provocar muchos problemas de salud, como hipertiroidismo.

DÓNDE SE ENCUENTRA: en frutas confitadas, frutos secos, multivitamínicos y medicamentos.

LOS ESTUDIOS CIENTÍFICOS HAN DEMOSTRADO QUE ESTE ADITIVO:

- Interfiere en el metabolismo del yodo (en estudios con ratones se ha demostrado que puede provocar tumores en sus glándulas tiroideas).
- Provoca hipertiroidismo y fotosensibilidad.
- Produce hiperactividad (su vínculo con el TDAH está demostrado).

A TENER EN CUENTA:

Hay otros dos derivados de este colorante, que son el E-128 y el E-129. Se trata de dos tóxicos intestinales que se han relacionado con la aparición de cáncer de vejiga. Debemos tener presente que, desde 1990, existen estudios con ratones que demuestran la relación de la eritrosina con la aparición de cáncer.
El CSPI (Center for Science in the Public Interest) lo prohibió hace treinta años, pero lo volvió a aprobar al cabo de poco tiempo, en una decisión sin sentido que deja muchas dudas al respeto.
La cantidad máxima de E-127 recomendada es de 0,1 mg/kg y solo está permitido su consumo en España en frutas.
El E-128 (otra variante) está prohibido en Australia, Canadá, Israel, Japón y Malasia. En nuestro país solo se permite en las carnes.

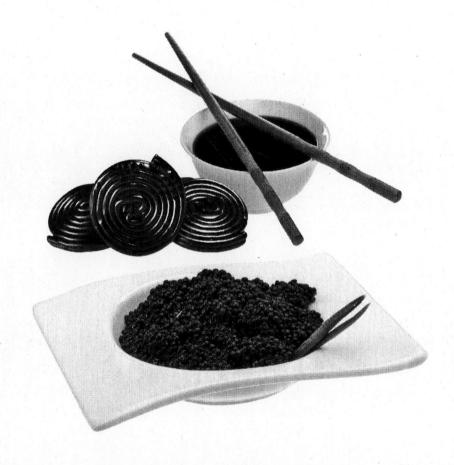

E-150

Negro brillante (E-150)

Se fabrica a partir del petróleo, de ahí su característico color negro.

DÓNDE SE ENCUENTRA: en el regaliz, dulces, salsas, sopas de sobre e incluso huevas de pescado o caviar.

LOS ESTUDIOS CIENTÍFICOS HAN DEMOSTRADO QUE ESTE ADITIVO:

- Potencia la histamina, lo que puede provocar hiperactividad, asma, insomnio, eczemas y urticarias.
- Puede favorecer la aparición de un cáncer o de quistes intestinales.

A TENER EN CUENTA:

Las personas con alergias deben tener cuidado con el consumo de este colorante tan poco saludable, sobre todo porque potencia la histamina.
Se ha demostrado que el calor aumenta su toxicidad.
Su cantidad máxima recomendada es de 5 mg/kg.
Este aditivo está prohibido en todos estos países: Francia, Alemania, Bélgica, Suiza, Austria, Dinamarca, Suecia, Finlandia, Canadá, Estados Unidos, Japón y Noruega.

Una de las conclusiones que podemos sacar de este resumen acerca de los colorantes es que rara vez se han prohibido en España. ¿Por qué sucede esto? Como consumidores tenemos que preguntarnos este tipo de cosas. Ir más allá de lo que podemos comprar, de la publicidad, de las ofertas, incluso de las etiquetas. Saber comprar es también plantearse qué estamos comprando. Pues bien, el caso es que en España las grandes industrias alimentarias tienen, legislativamente hablando, muchísimo poder, como hemos podido ir comprobando en este listado. Así pues, mi consejo, aun a riesgo de sonar catastrofista, es que, teniendo en cuenta el largo listado de países donde estos colorantes están prohibidos, te lo pienses dos veces antes de llevártelos a casa.

¡Alerta!

Hay otros colorantes, aparte de los que ya hemos mencionado, que son un verdadero peligro para nuestra salud o que, por lo menos, no nos aportan nada bueno. A saber:

Amarillo de quinoleína (E-104/7)
Naranja GGN (E-111)
Azorrubina (E-122)
Ponceau 4R (E-124)
Azul brillante FCF (E-133)
Verde ácido brillante (E-142)
Y un larguísimo etcétera.

Colorantes como estos los podemos encontrar en productos tan aparentemente inofensivos como una tarta de cumpleaños, así que ¡mucho cuidado con los colorantes!

CONSERVANTES

SULFITES FREE

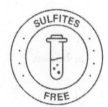

SULFITO

DIÓXIDO DE AZUFRE
Y SULFITOS

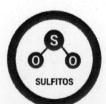

Sulfitos

Los sulfitos tienen un origen sintético: provienen de la combustión de minerales y azufre. Se trata de un aditivo que se utiliza tanto como colorante como conservante. Decimos que funciona como colorante porque enmascara el proceso de decoloración provocado por las bacterias, es decir, lo que hace es evitar que el alimento pierda su color de frescura.

Dicho esto, me gusta aclarar que es un aditivo innecesario en el 90% de los productos que lo contienen, básicamente porque la mayoría son de buena calidad. Los sulfitos se utilizan, pues, solo para evitar el crecimiento de bacterias y para prolongar la vida de dichos alimentos; unos alimentos que, si fueran frescos, no tendrían ninguna necesidad de contenerlos. De aquí la importancia de comprar productos frescos...

DÓNDE SE ENCUENTRA: en vinos, cervezas, vinagres, salsas, refrescos, carnes, vegetales en conserva, frutos secos, legumbres, zumos y galletas.

LOS ESTUDIOS CIENTÍFICOS HAN DEMOSTRADO QUE ESTE ADITIVO:

- Provoca daños estomacales, irritaciones del tubo intestinal y diarreas.
- Provoca erupciones cutáneas.
- Disminuye los niveles de vitamina B1 (por eso se ha relacionado también con dolencias como dolores de cabeza, náuseas, vómitos, alergias, irritación de los bronquios, asma y tos).

A TENER EN CUENTA:

Evita los sulfitos si estás embarazada.

En general hay que evitar los sulfitos en la medida de lo posible, sobre todo porque no es un aditivo necesario. Existen alternativas, por suerte. Solo hay que saber buscar, pero existen vinos y vinagres sin sulfitos, así como una gran gama de alimentos sin ellos.

La parte positiva, en este sentido, es que la ley obliga a indicar siempre, sin excepción, si el producto alimentario contiene o no sulfitos, con lo que la información la tenemos a nuestro alcance. Solo hay que tener claro qué significa y qué tenemos que mirar. Fíjate, pues, la importancia que tiene este libro. ¡La información es poder!

Todos estos aditivos contienen sulfitos:
- Dióxido de azufre (E-220)
- Sulfito sódico (E-221)
- Sulfito ácido de sodio (E-222)
- Metabisulfito sódico (disulfito sódico) (E-223)
- Metabisulfito potásico (disulfito potásico) (E-224)
- Sulfito cálcico (E-226)
- Sulfito ácido de calcio (bisulfito cálcico) (E-227)
- Sulfito ácido de potasio (bisulfito potásico) (E-228)

ANTIOXIDANTES

Los antioxidantes son compuestos químicos que interactúan con los radicales libres y los neutralizan; esto impide que puedan causar cualquier daño. (Los radicales libres son un tipo de molécula que se elabora durante el metabolismo y que, en ocasiones, pueden dañar otras moléculas).

Aunque, mayoritariamente, son antioxidantes saludables y seguros, hay algunos que no lo son del todo.

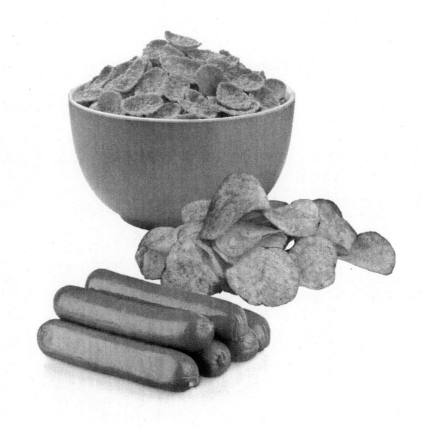

E-320, BHA
E-321, BHT

Butilhidroxianisol (E-320, BHA) o butilhidroxitolveno (E-321, BHT)

DÓNDE SE ENCUENTRA: en cereales, patatas fritas, salchichas y productos horneados.

LOS ESTUDIOS CIENTÍFICOS HAN DEMOSTRADO QUE ESTE ADITIVO:

- Provoca mayor riesgo de asma.
- Aumenta el colesterol sanguíneo.
- Está vinculado con problemas hepáticos.
- Se relaciona a largo plazo con cáncer.

A TENER EN CUENTA:

Las mujeres embarazadas y los niños deben evitar este aditivo.

ESTABILIZADORES

Los estabilizadores son aditivos que posibilitan que alimentos mezclados no se disgreguen, o que dicha mezcla no se separe. Dentro de los estabilizadores, destacan los emulsionantes, los espesantes y los gelificantes. En este apartado solo vamos a destacar dos familias de emulsionantes: los carragenanos y la carboximetilcelulosa sódica.

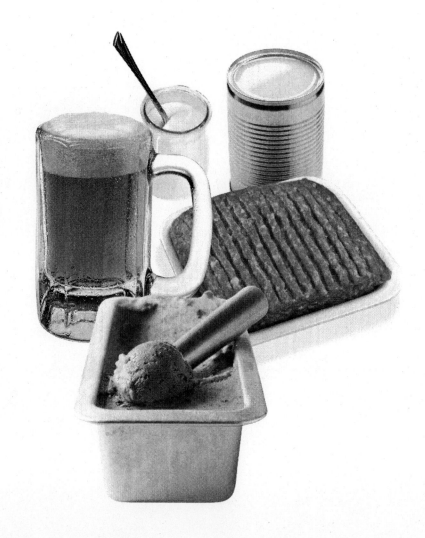

E-407

Carragenanos (E-407)

DÓNDE SE ENCUENTRAN: en refrescos *light*, cervezas, postres, helados, yogures, leche condensada, bebidas vegetales y productos cárnicos.

LOS ESTUDIOS CIENTÍFICOS HAN DEMOSTRADO QUE ESTE ADITIVO:

- Provoca alergias y úlceras en el intestino grueso (¡nada indicado, pues, para las personas con úlceras!).
- Debilita el sistema inmunológico.
- Está vinculado con tumores cancerígenos.

A TENER EN CUENTA:

Evita este aditivo tanto como puedas. No es nada recomendable.

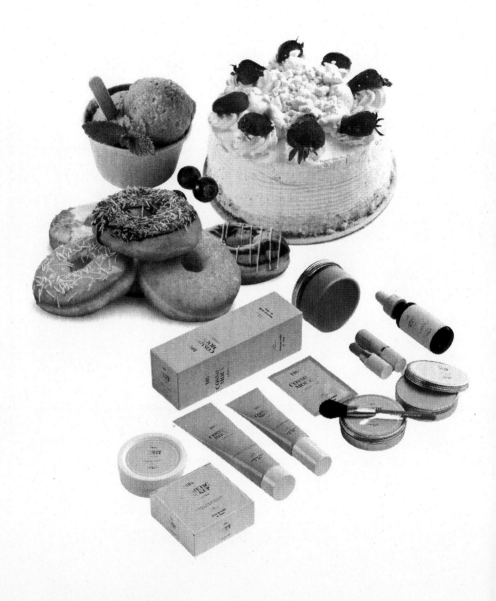

E-466

Carboximetilcelulosa (E-466)

DÓNDE SE ENCUENTRA: en productos lácteos congelados, productos panificados, pasteles, pastas, dulces, bebidas de frutas, bebidas en polvo, leches saborizadas, cosméticos, etc.

LOS ESTUDIOS CIENTÍFICOS HAN DEMOSTRADO QUE ESTE ADITIVO:

- Aumenta el riesgo de enfermedades intestinales inflamatorias.
- Tiene un efecto inflamatorio.

A TENER EN CUENTA:

Evita este aditivo tanto como puedas. No es nada recomendable tanto si tienes una enfermedad intestinal como si no la tienes.

ACIDULANTES

Los acidulantes son sustancias ácidas, generalmente orgánicas, que se utilizan en muchos procesos como conservante o modificador de la viscosidad o la acidez de los alimentos, entre otras aplicaciones. Los acidulantes los podemos encontrar en el etiquetado bajo la numeración E-2XX, E-3XX o incluso E-4XX.

POTENCIADORES DEL SABOR

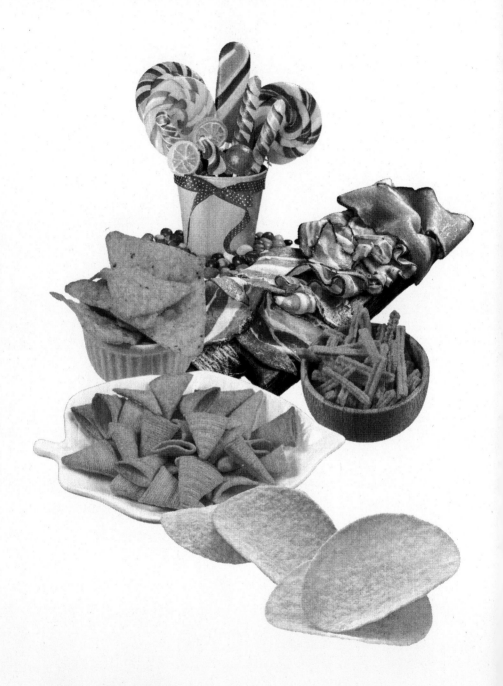

E-621

Glutamato monosódico (E-621)

Este aditivo es muy controvertido y nada recomendable para nuestra salud. Aunque el glutamato monosódico tiene la enumeración E-621, la verdad es que lo podemos encontrar del E-610 al E-632: todas esas numeraciones corresponden a derivados del glutamato monosódico y son potenciadores de sabor nada recomendables. Se elabora mediante la fermentación bacteriana de azúcares residuales de origen animal y vegetal.

DÓNDE SE ENCUENTRA: en alimentos preparados y sobre todo en ultraprocesados, como pueden ser patatas fritas, snacks, fiambres y chucherías.

LOS ESTUDIOS CIENTÍFICOS HAN DEMOSTRADO QUE ESTE ADITIVO:

- Tiene efectos neurotóxicos, ya que sobreestimula el sistema nervioso central, con lo cual aumenta el riesgo de hiperactividad, dislexia, autismo y epilepsias.
- Se ha demostrado que provoca, o bien aumenta, dolores de cabeza, debilidad, fatiga, entumecimiento, asma, palpitaciones, problemas de sueño, dolores abdominales, calambres y hormigueos.
- Empeora la función reproductiva femenina.
- Reduce el transporte de triglicéridos y el colesterol linfáticamente.
- Provoca hipertensión, migrañas, convulsiones, lesiones cerebrales, predisposición a padecer Huntington, demencia, párkinson, alzhéimer, esclerosis lateral amiotrófica y esclerosis múltiple.
- Empeora la función hepática y el síndrome metabólico, debido a que disminuye la producción de óxido nítrico.

A TENER EN CUENTA:

Los diabéticos especialmente deben tener mucho cuidado con este aditivo, porque se ha demostrado que crea hiperinsuline-mias, hiperglucemias y aumenta la resistencia a la insulina. También se ha comprobado que el glutamato monosódico aumenta la sensación de hambre hasta en un 40%.

Cuando haces pop...

Seguro que has terminado de decir el eslogan en tu mente. Fue un acierto publicitario, y tiene su lógica, sobre todo si nos fijamos en la alocada cantidad de glutamato monosódico que contienen estas patatas... Efectivamente, no hay *stop*. ¡Mejor que pongamos el *stop* antes de comprarlas!

Un aditivo que juega a esconderse

Uno de los problemas que tenemos a la hora de detectar si un producto lleva o no glutamato monosódico es que este se camufla bajo diversos nombres, aunque el más común de ellos, al menos estos últimos años, es el de «extracto de levadura». Y es que dicho extracto tiene una composición casi idéntica a la del glutamato monosódico. Aun así, no te dejes engañar: puede recibir otros nombres para engañarnos. ¿Cómo saber, pues, qué alimentos contienen glutamato monosódico? Te aconsejo que tengas siempre muy presente la lista que te voy a ofrecer, porque son los nombres con los que este aditivo puede camuflarse:

- Glutamato de sodio
- Glutamato monopotásico
- GMS o MSG
- Potenciador de sabor E-621
- Glutavene
- Glutacyl
- Ácido glutamático
- Caseinato de calcio
- Caseinato de sodio
- Extracto de levadura
- Levadura autolyzed
- Harina de avena hidrolizada
- Polvo gourmet
- Ac'cent
- Ajinomoto
- Suavizante natural de carnes
- Proteína vegetal hidrolizada (PVH)
- Proteína hidrolizada
- Extracto de proteína vegetal
- Proteína texturizada
- Proteína de soja aislada de suero de leche
- Concentrado de proteína
- Concentrado de proteína de soja
- Gelatina
- Levadura hidrolizada
- Realzador del sabor

Además, «extracto de especias» es algo común también y, si no se especifica, significa que es glutamato monosódico.

Consejo

La mejor manera de mantenerte sano y no jugártela es comer alimentos enteros no procesados.

EDULCORANTES

Por último, vamos a hablar de los edulcorantes, otros aditivos que, dentro de lo posible, tenemos que evitar. Los edulcorantes, como su nombre indica, sirven para edulcorar los alimentos, es decir, funcionan como un sustituto del azúcar. Vamos a empezar analizando el más controvertido de ellos, el aspartamo (E-951).

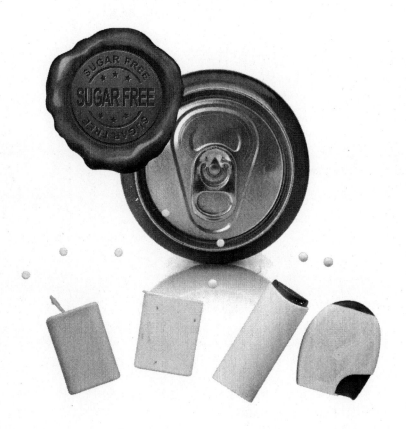

E-951

Aspartamo (E-951)

El aspartamo es un edulcorante artificial, hipocalórico y unas 200 veces más dulce que el propio azúcar. Este polvo blanco e inodoro, a treinta grados centígrados, se convierte en formaldehído y, luego, en ácido fórmico, que es la misma sustancia, nada más y nada menos, que desprende con su picadura la hormiga roja.

DÓNDE SE ENCUENTRA: en refrescos, saborizantes, edulcorantes de mesa, medicamentos, siropes e infinidad de alimentos, sobre todo dietéticos.

LOS ESTUDIOS CIENTÍFICOS HAN DEMOSTRADO QUE ESTE ADITIVO:

- Aumenta el tejido adiposo y provoca problemas gastrointestinales.
- Provoca tumores cerebrales, pancreáticos, uterinos, de pecho, entre un largo y triste etcétera.
- Reduce el glutatión y aumenta la oxidación hepática (por lo tanto, es un edulcorante muy poco saludable para el hígado).
- Aumenta los radicales libres, lo que provoca dolores de cabeza, insomnio, confusión y convulsiones.
- Reduce el pH, lo que afecta a la microbiota, y es un citotóxico PC12, lo que favorece la muerte celular.
- Aumenta el riesgo tumoral.
- Es un multicancerígeno hepatocelular, alveolar y colorrectal.

SÍNTOMAS COMUNES DEL CONSUMO DE ESTE ADITIVO:

- Síndrome de fatiga crónica
- Migraña
- Depresión
- Ansiedad
- Fobia
- Derrame cerebral
- Epilepsia
- Fibromialgia
- TDAH

A TENER EN CUENTA:

Su cantidad máxima recomendada es de 40 mg/kg.
Está prohibido en Islandia, Japón, Filipinas e Indonesia.
En un estudio de 1980 se alimentó con aspartamo a 180 animales. El resultado fue que 96 de ellos (más de la mitad de la muestra) murieron de tumores cerebrales.

Ciclamato sódico (E-952)

El ciclamato presenta un consumo muy común en nuestra sociedad. Este edulcorante se encuentra en productos sin azúcar o
productos 0%, o en los famosos productos *light*.

SÍNTOMAS COMUNES DEL CONSUMO DE ESTE ADITIVO:

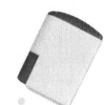

- Alergias
- Cáncer de vejiga
- Cáncer de ovarios
- Cáncer de riñones
- Cáncer de piel
- Cáncer de útero
- Cáncer de genitales
- Daño a los espermatozoides
- Daño a los testículos
- Hipertrofia del páncreas
- Crecimiento fetal con intoxicación de placenta

A TENER EN CUENTA:

Las embarazadas deben tener un especial cuidado con este adi-
tivo.
Su cantidad máxima recomendada es de 11 mg/kg.
Está prohibido en México, Venezuela, Japón, Estados Unidos, el
Reino Unido, Francia y Chile.

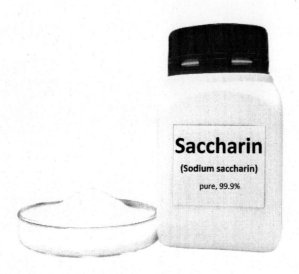

Saccharin

(Sodium saccharin)

pure, 99.9%

E-954

Sacarina (E-954)

Seguramente estamos ante uno de los edulcorantes más famosos y utilizados.

DÓNDE SE ENCUENTRA: en muchos productos, desde suplementos deportivos hasta colutorios, pasando por edulcorantes de mesa, productos *light*, enjuagues bucales, etc.

SÍNTOMAS COMUNES DEL CONSUMO DE ESTE ADITIVO:

- Aumenta la creatinina
- Aumenta las transaminasas
- Provoca daños hepáticos
- Aumenta los triglicéridos
- Aumenta la grasa corporal
- Provoca glicemias
- Aumenta las enzimas hepáticas ALT y AST
- Tiene relación con el cáncer de vejiga
- Reduce el pH y tiene efecto oxidante

A TENER EN CUENTA:

Es revelador que, en Estados Unidos, los alimentos con sacarina tienen que indicar lo siguiente en su etiquetado:
«Este producto contiene sacarina, de la que se ha determinado que produce cáncer en animales de laboratorio» o «El uso de este producto puede ser peligroso para la salud».
Su cantidad máxima recomendada es de 5 mg/kg.
Está prohibida en Francia y Canadá.

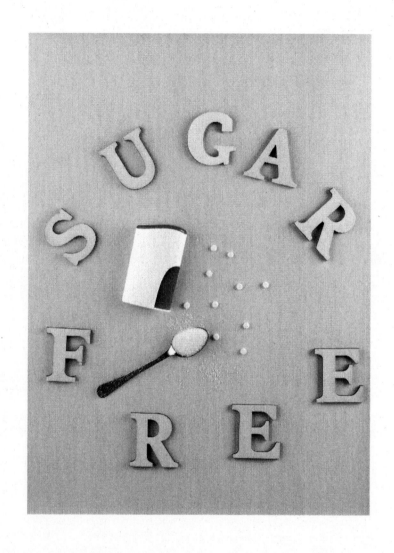

E-965 a E-968

Polialcoholes (E-965 a E-968)

Ahora que estamos estudiando a fondo los edulcorantes, no quiero dejar pasar la oportunidad de hablar de un subgrupo que requiere nuestra atención. Me refiero a los cada vez más conocidos y famosos polialcoholes.

Estos polialcoholes reciben diferentes nombres, puesto que son distintos entre ellos. Así pues, tenemos el eritritol (E-968), el xilitol (E-967), el maltitol (E-965i), el lactitol (E-966) y el sorbitol (E-420). Los dos primeros, eritritol y xilitol, son los menos preocupantes de todos ellos, ya que no alteran tanto nuestra microbiota, a diferencia de los otros, que, efectivamente, la alteran mucho y que, además, no son nada recomendables ni en consumos puntuales. Estos aditivos son una fibra no soluble o no fermentable, lo que favorece que tengamos un exceso de gases o flatulencias.

DÓNDE SE ENCUENTRA: en galletas, chocolates, chicles, caramelos y helados, sobre todo los «0% azúcar».

SÍNTOMAS COMUNES DEL CONSUMO DE ESTE ADITIVO:

- Genera flatulencias
- Provoca diarreas
- Tiene efectos laxantes
- Produce cólicos
- Provoca problemas gastrointestinales
- Reduce el pH

A TENER EN CUENTA:

Los productos que contienen polialcoholes tienen que advertir de lo siguiente: «El consumo en exceso puede tener un efecto laxante».
Su cantidad máxima para evitar los efectos secundarios son 40 gramos por kilogramo.
A partir de 15 gramos, pueden aparecer algunos efectos secundarios.

ENZIMAS

Las enzimas son proteínas complejas que producen un cambio quími-co específico en todas las partes del cuerpo; también, pues, en el apara-to digestivo, que es el que nos concierne en este libro. En otras palabras, las enzimas pueden ayudar a descomponer los alimentos que consu-mimos para que el cuerpo los pueda utilizar. Actualmente no tenemos que preocuparnos por su consumo, ya que son totalmente seguras para nuestra salud. Encontraremos codificadas las enzimas en las eti-quetas con la numeración E-11XX; por ejemplo, la invertasa es el E-1103 o la lisozima, el E-1105, entre muchas otras.

ALMIDONES MODIFICADOS

Los almidones modificados son añadidos en los alimentos que tienen una función espesante. Estos almidones retienen agua, lo que favorece que resistan mejor las altas temperaturas y, así, puedan aumentar el peso del producto de manera muy económica. Es por este motivo que los almidones modificados son tan utilizados en la gran industria alimentaria.

Además, los almidones modificados también aportan viscosidad, estabilidad y textura. ¿Esto los hace nocivos para la salud? Para nada. Se trata de aditivos totalmente seguros a día de hoy. Los encontraremos en las etiquetas como E-14XX; las dextrinas, por ejemplo, como E-1400 y el almidón acetilado, como E-1420.

QUÉ PRODUCTOS DESCARTAR

No te agobies con tanta numeración y tantos nombres raros. Está bien que tengas toda esta información, porque, como digo, la información es poder, y los consumidores necesitamos tener el control sobre todo aquello que vamos a comprar. Sin embargo, hay una manera muy fácil e intuitiva de saber qué productos tenemos que descartar sí o sí, productos que no tendríamos que tener nunca en nuestra despensa.

Voy a organizar este apartado en tres grupos de ingredientes que debemos evitar en cualquier alimento si queremos comprar, y comer, de forma saludable.

AZÚCARES AÑADIDOS

Vamos a empezar por un clásico: los azúcares añadidos o similares, que suelen venir descritos así, ya que el azúcar tiene muchas denominaciones distintas. Una vez más, nos encontramos con el baile de nombres para confundir al consumidor. Pero aquí estamos para desenmascarar las trampas. Así que toma nota de la larga, larguísima, lista de los nombres que puede adoptar el **azúcar**:

- Dextrosa
- Maltodextrina
- Glucosa
- Panela
- Maltosa
- Dextrina
- Melasa
- Fructosa
- Sirope
- Jarabe
- Azúcar de coco
- Azúcar de caña
- Miel
- Néctar
- Zumo de fruta (menos el zumo de limón, que casi es acalórico)
- Lactosa
- Malta de cebada
- Leche desnatada en polvo
- Concentrado de fruta
- Sacarosa
- Caramelo
- Azúcar invertido
- Azúcar de panela
- Azúcar de dátil

De todos ellos, querría hablar con más profundidad de la fructosa, ya que es el más peligroso de todo este grupo de ingredientes. Vamos a explicar, antes que nada, un poco cómo funciona el azúcar en nuestro organismo. Sabemos que actualmente todos los estudios científicos realizados afirman que, cuando el azúcar no es utilizado como fuente de energía, nuestro cuerpo lo almacena como ácido graso y eso provocará nuestro aumento de depósitos grasos, es decir, vamos a aumentar de peso. Pero ¿qué pasa con la fructosa? Pues que esta va directamente al hígado, donde se almacena como grasa y, por lo tanto, no puede ser utilizada como fuente energética en ningún caso. La fructosa no nos da la opción de usarla como motor de energía. Por eso es más problemática que el azúcar. Eso sí, tenemos que tener presente que no es lo mismo el azúcar y la fructosa, que son propios de un alimento, que los azúcares y fructosas, que son puros añadidos con el fin de aumentar el sabor dulce de ese alimento. El azúcar y la fructosa propios del alimento vienen acompañados de vitaminas, minerales, fibra, etc.

Por ejemplo, hablemos del café. Sabes que está el natural y el torrefacto, ¿verdad? El torrefacto no es otra cosa que el café natural que ha sido tostado, en grano, con azúcar para endulzarlo. Esta forma de añadirle azúcar hace que este tipo de café sea menos sano y que, además, como su tostado ha tenido que ser más intenso, pierda propiedades.

Ahora bien, ¿tenemos que descartar todos los alimentos que lleven alguna de estas formas de azúcar? Si te soy sincero, te diré que, aunque pueda haber excepciones o ingredientes de los descritos anteriormente que en cantidades muy bajas no presenten problema alguno, mi postura es que no considero que ningún alimento saludable tenga que llevar estos azúcares. Porque en el fondo lo único que pretenden los azúcares añadidos es endulzar y potenciar el sabor del producto, con lo que nuestro paladar puede estar contento, pero nuestro organismo no tanto. Va en detrimento de la calidad del producto y, por ende, de nuestra salud.

GRASAS

Existe la creencia de que todas las grasas son malas. Bien, como muchas creencias populares, esto no es del todo cierto. Las grasas que debemos evitar dentro de una dieta saludable son las transaturadas, que son las siguientes:

- Aceite de palma; todos estos sinónimos del aceite de palma son igual de perjudiciales:
- Palmiste
- Grasa vegetal (si no lo especifica, es de palma)
- Hidrogenada de palmiste
- Sodium palmitate
- Estearina de palmitate
- Palmoleina
- Oleina de palma
- Ácido palmítico
- Ácido hexadecanoico
- Palmitato ascorbilo
- Sodium laureth
- Lauryl sulfate
- Grasa hidrogenada
- Aceite vegetal parcialmente hidrogenado

Los aceites más recomendables, por su baja tasa de transaturación, son los que puedes ver en el gráfico de la página siguiente.

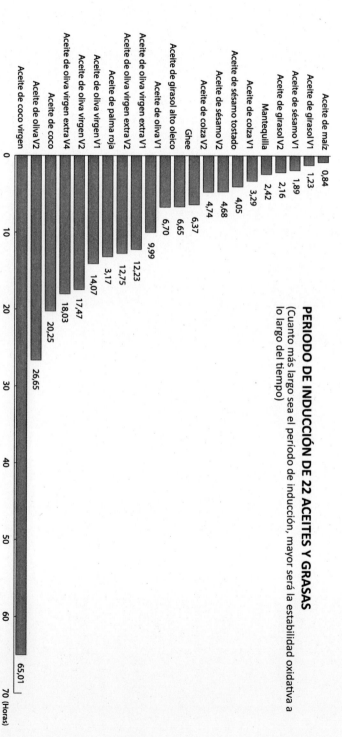

PERIODO DE INDUCCIÓN DE 22 ACEITES Y GRASAS

(Cuanto más largo sea el periodo de inducción, mayor será la estabilidad oxidativa a lo largo del tiempo)

Aceite	Horas
Aceite de maíz	0,84
Aceite de girasol V1	1,23
Aceite de sésamo V1	1,89
Aceite de girasol V2	2,16
Mantequilla	2,42
Aceite de colza V1	3,29
Aceite de sésamo tostado	4,05
Aceite de sésamo V2	4,68
Aceite de colza V2	4,74
Ghee	6,37
Aceite de girasol alto oleico	6,65
Aceite de oliva V1	6,70
Aceite de oliva virgen extra V1	9,99
Aceite de oliva virgen extra V2	12,23
Aceite de palma roja	12,75
Aceite de oliva virgen V1	3,17
Aceite de oliva virgen V2	14,07
Aceite de oliva virgen extra V4	17,47
Aceite de coco	18,03
Aceite de oliva V2	20,25
Aceite de coco virgen	26,65
	65,01

Fuente: Redondo-Cuevas, Lucía, et al. «Revealing the relationship between vegetable oil composition and oxidative stability: A multifactorial approach.» Journal of Food Composition and Analysis 66 (2018): 221-229.

Como puedes ver, el mejor aceite para utilizar en casa es el de coco: cuanto más larga sea la barra, mejor para cocinar en casa, si queremos cocinar con aceite. Y digo esto de «si queremos cocinar con aceite» porque hoy en día, a una buena sartén antiadherente no es necesario añadirle aceite. Además, y aunque este libro no va de cocinar, sabemos de sobra que freír no es la forma de cocinar más saludable, y mucho menos si reutilizamos el aceite varias veces. ¿Qué provoca esto? Pues que transaturamos ese aceite y que cada vez que lo vamos reutilizando lo transaturamos todavía más.

Así, hemos visto que el aceite de coco es una muy buena opción para cocinar. Si nos vamos al extremo contrario, al de las grasas de mala calidad, tendremos que descartar siempre todos aquellos aceites que sean refinados.

Y sí, es cierto: en este apartado no han aparecido ni las grasas saturadas ni los alimentos altos en colesterol. Puede parecerte extraño, pero es que no existe ninguna evidencia de que una dieta alta en colesterol aumente el colesterol en sangre, del mismo modo que tampoco hay certeza alguna de que un consumo de grasas saturadas pueda provocar un perjuicio en nuestra salud, siempre que tengamos, claro está, un buen consumo de las otras grasas, como las poliinsaturadas y las monoinsaturadas, que son las que realmente son necesarias para nuestro organismo y contribuyen a nuestra buena salud.

¡Alerta!

Todas estas grasas transaturadas no solo las podemos ingerir si compramos productos que las lleven, también podemos transaturar nosotros mismos un alimento a la hora de cocinarlo (por ejemplo, friéndolo en aceite a una alta temperatura).

APLICACIONES DE *SMARTPHONE* PARA HACER LA COMPRA

Hoy en día, todos consultamos internet, las redes sociales, las apps para resolver dudas o buscar consejos. No voy a negarlo ni a renegar de ello, ni mucho menos. Y es que, seguramente, el primer sitio donde supiste algo de mí fuera en alguna red social. Además, me gustan estas plataformas para dar a conocer todo lo relacionado con el mundo de la alimentación sana y verdadera. Ya sabes que bajo el hashtag #yanezapto analizo cientos y cientos de productos (llevo ya más de 2.000 alimentos a día de hoy). Si lo consultáis, podréis ver todos los productos que he estudiado y que son saludables; y al contrario, con el hashtag #yaneznoapto podréis ver todos aquellos alimentos que he analizado y que no resultan recomendables ni saludables. Además, si detrás del nombre del hashtag añadís seguidamente el supermercado que deseáis consultar (por ejemplo, #yanezapto-mercadona) tendréis todas mis recomendaciones para poder comprar tranquilamente.

A partir de aquí, voy a intentar responder la pregunta que tantísima gente me hace: ¿son útiles o fiables esas aplicaciones para móviles que analizan los productos? Si no sabes de qué apps hablamos, me refiero a nombres como Yuka, Myrealfood o ElCoco, por citar tres de las más descargadas y conocidas del sector.

Como siempre, voy a ser sincero y voy a responder de la manera más honesta posible. Personalmente, no estoy muy a favor de las apps que aceptan pagos de empresas para anunciarse en ellas, porque cuando una empresa o, en este caso, una aplicación de móvil acepta el dinero de una empresa que es susceptible de ser analizada por dicha aplicación, puede perder algo de objetividad a la hora de detallar los pros y contras de cada producto.

Imagina que yo tengo una marca de alimentos y pago para que se anuncie en una aplicación. Lo lógico es que esta aplicación me posicione en mejor lugar cuando el usuario busque un producto similar a los que yo le puedo ofrecer. He conocido varios casos en los que esto ha pasado. Entonces, mi consejo es que podemos utilizar estas apps, pero con todas las prevenciones posibles, simplemente para tener una idea de las composiciones de los productos. Ahora bien, a quien debemos recurrir para obtener consejos libres de prejuicios e intereses es a nuestro nutricionista o nuestro dietista.

Además de por los intereses económicos que pueda haber en estas aplicaciones, no me satisfacen porque analizan los macronutrientes sin tener en cuenta ciertos aditivos o añadidos que creo que sí deberían ser analizados. Esto lo veremos mejor más adelante, cuando hablemos del método Nutriscore. Por ejemplo, el aceite de coco, que es cardiosaluble y tiene grasas saturas que se han demostrado que son beneficiosas, igual que el colesterol del huevo, aparecería en estas aplicaciones como alimento no recomendable. Entonces, que el huevo aparezca como producto no recomendable por el colesterol, cuando sabemos que nada tiene que ver el colesterol dietético con el sanguíneo, o que el aceite de coco también sea denominado como tal porque lleva grasas saturadas, no me parece correcto. Los alimentos deben ser analizados por su conjunto, no solo por sus macronutrientes. Tendría que hacerse a partir de cada consumidor y sus necesidades, y no mediante un estudio tan generalista que solo resume el valor de un alimento sin tener en cuenta, por ejemplo, si lleva glutamato sódico, veinte mil aditivos o que no notifica, simplemente, que estamos ante un alimento absolutamente innecesario.

OTROS CÓDIGOS APARTE DE LAS ETIQUETAS

HUEVOS

Ahora que ya sabemos leer con más eficacia una etiqueta, tenemos que tener en cuenta que existen otros códigos alimenticios muy importantes de conocer. Me refiero a los que vamos a encontrar (en España) en los huevos y a sus distintos significados (en los países hispanoamericanos no tienen código).

0 = Si un huevo aparece con el número 0, eso significa que es de producción ecológica, lo cual lo convierte en nuestra mejor opción para meter en la cesta.

1 = Son todos aquellos huevos que pertenecen a gallinas camperas, otra buena opción.

2 = En este caso, son huevos de gallinas criadas en suelo.

3 = Lo llevan los huevos puestos por gallinas criadas en jaula.

Después de cada número verás que le siguen un par de letras, las cuales indican el país de origen. En nuestro caso, tendría que poner siempre ES (España). Las dos cifras siguientes identifican la provincia, que están ordenadas alfabéticamente: Álava (01), Albacete (02), Alicante (03), Almería (04), Asturias (33), Ávila (05), Badajoz (06), Baleares (07), Barcelona (08), Burgos (09), Cáceres (10), Cádiz (11), Cantabria (39), Castellón (12), Ciudad Real (13), Córdoba (14), La Coruña (15), Cuenca (16), Girona (17), Granada (18), Guadalajara (19), Guipúzcoa (20), Huelva (21), Huesca (22), Jaén (23), León (24), Lleida (25), Lugo (27), Madrid (28), Málaga (29), Murcia (30), Navarra (31), Orense (32), Palencia (34), Las Palmas (35), Pontevedra (36), La Rioja (26), Salamanca (37), Santa Cruz de Tenerife (38), Segovia (40), Sevilla (41), Soria (42), Tarragona (43), Teruel (44), Toledo (45), Valencia (46), Valladolid

(47), Vizcaya (48), Zamora (49), Zaragoza (50), Ceuta (51) y Melilla (52).

Los tres números siguientes informan del municipio del cual provienen (no te preocupes, que voy a ahorrarte este interminable listado). Y, por último, los tres últimos dígitos indican la granja de procedencia. Como has visto, la numeración va de lo general a lo más concreto.

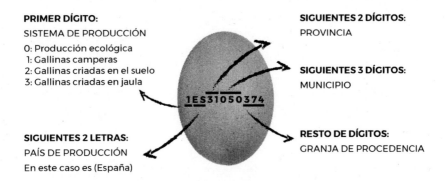

PRIMER DÍGITO:
SISTEMA DE PRODUCCIÓN
0: Producción ecológica
1: Gallinas camperas
2: Gallinas criadas en el suelo
3: Gallinas criadas en jaula

SIGUIENTES 2 DÍGITOS:
PROVINCIA

SIGUIENTES 3 DÍGITOS:
MUNICIPIO

SIGUIENTES 2 LETRAS:
PAÍS DE PRODUCCIÓN
En este caso es (España)

RESTO DE DÍGITOS:
GRANJA DE PROCEDENCIA

Como consumidores, no hace falta decir que, siempre que nos sea posible, por sostenibilidad, respeto y buen trato animal, la mejor opción será escoger el huevo ecológico y, cuanto más cercano, mejor. Así propiciamos que haya menos recorrido de transporte y, por tanto, menos contaminación en todo el proceso desde que la gallina lo pone hasta que nos lo llevamos a casa. Aunque muchos supermercados destacan el hecho de que los huevos que tienen en sus estantes son de gallinas criadas en suelo, lo cual es un punto a favor respeto a las gallinas criadas en jaula, siempre será mejor buscar los huevos de gallinas camperas. Primero, por lo que te decía antes, el buen trato animal; y segundo, y bajo el prisma nutricional, el aporte de vitaminas, minerales y diferentes nutrientes tampoco varía mucho en relación con los huevos ecológicos, con lo que son una muy buena opción. Sí que podrás ver que el color entre un huevo convencional y otro de ecológico puede variar, pero esto es algo que se puede manipular mediante la alimentación de las gallinas, si esta lleva más o menos maíz: esto hará que la yema sea más amarilla o menos. En definitiva, aunque yo prefiero el ecológico, no puedo demostrar que, nutritivamente, sea mejor que uno convencional.

NUTRISCORE

Con el Nutriscore estamos entrando en un terreno pantanoso, pues es una manera de clasificar los alimentos que está suscitando mucha polémica, y no es para menos. Según este método los alimentos más saludables son los clasificados con una A y la calidad va bajando (B, C, D) hasta llegar a la peor nota de todas, la E. ¿Qué ocurre? Según la clasificación de Nutriscore, los alimentos más favorables son aquellos que tienen pocas calorías, pocos ácidos grasos saturados, pocos azúcares simples y poco sodio. Yo también estoy a favor de potenciar aquellos alimentos que sean bajos en azúcares simples y sodio (sal), pero lo que me pregunto es por qué tenemos que menospreciar los alimentos con ácidos grasos saturados. Es cierto que existen grasas saturadas que no son demasiado buenas, pero hay otras que sí, y qué coherencia seguimos al potenciar los alimentos bajos en calorías si, muchas veces, estos mismos alimentos esconden grandes cantidades de aditivos y edulcorantes que no son nada saludables.

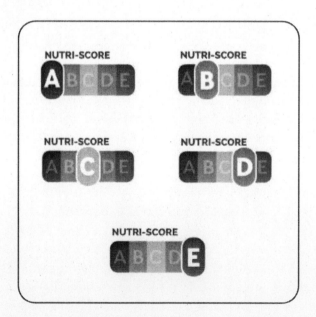

Y, como siempre, las grandes industrias quieren ser las más listas de la clase. Ya que conocen la manera de puntuar que tiene Nutriscore, saben qué tienen que hacer para subir nota en su escala de evaluación. Un truco, por ejemplo, que utilizan es añadir fibra al alimento para llegar a tener entre un 4% y un 5% y, de este modo, tener una mejor puntuación. Así pues, hay que andarse con cuidado porque es una manera muy sesgada de valorar la calidad nutricional o saludable de los alimentos. De hecho, en países como Argentina o México llevan años incluyendo un etiquetado frontal de advertencia que advierte de los excesos de calorías, azúcares, grasas saturadas, grasas trans o de sodio que dicho producto contiene. La verdad, por delante.

Y es por todo esto que no soy muy partidario del sistema de clasificación Nutriscore. Sin ir más lejos, un buen aceite de oliva, según este método, siempre estará en las puntuaciones más bajas, exactamente en la letra D, mientras que podremos encontrar la Coca-Cola Zero en la B, o unas galletas sin azúcares, pero con un montón de polialcoholes y aditivos (además de fibra añadida), en la letra A. Y el problema es que el aceite de oliva no es la excepción; unos boquerones en aceite de oliva virgen extra los encontraremos en la letra D de Nutriscore, y, en cambio, un batido de chocolate con un 10% de azúcar, en la letra B. Un 10% de azúcar quiere decir que, con un solo vaso de ese batido, superaríamos la dosis máxima de consumo de azúcar que la OMS recomienda en un día. Y no sigo con los ejemplos de incoherencia de Nutriscore porque tenemos otras cosas de que hablar…

CONSEJOS DE COMPRA
POR PRODUCTOS

CÓMO COMPRAR PESCADO Y MARISCO

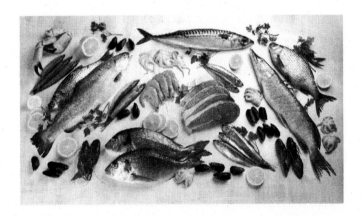

No vamos a descubrir nada si decimos que siempre es preferible comprar pescado que provengan de animales libres que de piscifactorías, ¿verdad? Pues bien, como tantas otras cosas referentes a la compra, no está de más recordarlo, pues a veces la rutina, las prisas o la practicidad hace que olvidemos algunas de estas reglas de oro. Lo mejor, pues, es ir a la pescadería, hablar con los pescaderos y pescaderas, y observar bien el pescado. Ahora bien, ¿en qué debes fijarte para saber si un pescado es fresco? ¡Voy a darte algunas claves para que tú también lo sepas ver a la legua!

Una de las primeras cosas en las que debemos fijarnos es en el color. Los peces cartilaginosos, como la raya, tienen un color rojizo cuando son bien frescos, pero, si observas que su color tiende más a ser un verde azulado, es que ya no es tan fresco. Por su lado, los peces con esqueleto óseo tienen una coloración que se asemeja a un brillo metálico con reflejos; en cambio, si no aparecen dichos reflejos, es que el pescado ya ha ido perdiendo frescura.

¡Afina el olfato!

Además de la vista, es muy importante el olfato a la hora de verificar si un pescado es fresco o todo lo contrario. El olor a amoníaco nos indica que el pescado está en mal estado.

Además del aspecto general, es importante mirar a los ojos del pescado para saber en qué punto de frescura se encuentra. Por ejemplo, si tiene los ojos opacos o empañados y carecen de transparencia, es que ese pescado no está en su punto óptimo de frescura. También desconfía de los pescados que tienen los ojos hundidos, pues es un síntoma de estar poco fresco.

Más allá del color y de los ojos, la piel será otro aspecto en el que fijarnos para saber si es conveniente o no comprar una pieza. Debemos escoger aquellos pescados que tengan la piel tersa, firme y que sea difícil de separar, sin que se rompa; las escamas tienen que presentar un aspecto brillante y estar fuertemente unidas a la piel.

Otro punto interesante en el que fijarnos es que tiene que tener los opérculos (las aletas de hueso duro que cubren y protegen las branquias) y las branquias de color rojo y brillante; si, en cambio, observas que se vuelven pastosas y sin brillo, desconfía, pues es mala señal. Además, el abdomen no debe presentar hinchazón, ni estar hundido, ni roto, ni con manchas. En cuanto a las espinas, estas tienen que ser duras, de color blanco y estar fuertemente adheridas a la carne.

Con respecto al marisco, la verdad es que aquí partimos con ventaja, pues tanto las ostras como los berberechos, las almejas y los mejillones han de venderse vivos. Si al darles un pequeño golpecito o, simplemente, si al tocarles las partes blancas se cierran, ese es un muy buen indicativo. Si los ves cerrados o, directamente, no están vivos, la solución es muy fácil: no los compres.

En el caso de los crustáceos, es decir, nécoras, bueyes de mar, centollos, bogavantes, gambas o langostas, por ejemplo, también deben venderse vivos, en el caso de que no estén cocidos, claro está. Prioriza, pues, siempre los frescos, ya que son de mejor calidad: si al darles un golpe mueven sus antenas o sus patas, es buena señal.

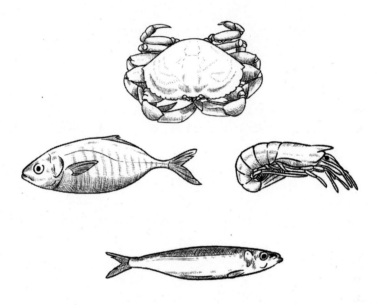

CÓMO COMPRAR CARNE

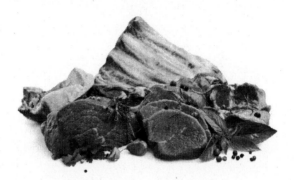

A la hora de comprar carne, es importante que sea de buena calidad; pero ¿cómo lo podemos descubrir? Lo primero en lo que debemos fijarnos es que los preparados cárnicos que compremos tengan un porcentaje de carne igual o superior al 95%. Y que este preparado vaya mezclado con especias o alguna proteína vegetal para que se compacte correctamente. Quizás es la primera vez que lees algo acerca de esta mezcla. Si es así, tienes que saber que este preparado ha de llevar pocos ingredientes, es decir, si ves que lleva más de tres o cuatro, desconfía y no lo compres. Y, por último, si esta carne puede ser de pasto y, encima, nacional, estarás comprando ¡lo mejor de lo mejor!

Así pues: carne de pasto, nacional, con una mezcla equilibrada y con un 95% mínimo de porcentaje cárnico. Eso es lo que debemos buscar en una carne. Pero ¿qué es lo que debemos evitar? Para empezar, los aditivos potenciadores de sabor, como el glutamato monosódico o todos los que son de la misma familia; también tienes que descartar aquellas carnes que lleven una gran cantidad de cereales o de tubérculos, y la razón es bien sencilla: al fin y al cabo lo que queremos comprar es carne y no patata, o harina mezclada con la carne; si necesitamos cereales o patatas, los podemos comprar por separado y a un precio más justo que los 10 € por kilo que nos van a cobrar con la carne. Y, por último, evita también los colorantes innecesarios que llevan algunas carnes; pueden que mejoren su apariencia, pero lo que es seguro es que empeoran su calidad nutricional.

Los tres infiltrados

Hay tres ingredientes que se suelen añadir a las carnes de mala calidad para mejorar su apariencia o, incluso, su sabor. Los debemos evitar a toda costa: los sulfitos, el gluten y la lactosa.

Otro tema aparte, dentro de los productos cárnicos, son las hamburguesas. Estas tienen un componente especial que debemos tener en cuenta, y es el hecho de que legalmente no han de declarar si llevan alguna proteína vegetal (que, normalmente, se trata de proteína texturizada de soja). Dicha proteína se utiliza para compactar la hamburguesa y en algunos casos puede llegar a representar hasta el 30% del producto. Esto hace que el aporte de proteínas varíe tanto de una hamburguesa a otra y también explica por qué algunas sueltan más agua que otras: porque la proteína vegetal hace que estas hamburguesas retengan más agua que las que son de carne al 100%. Es por este motivo que te animo a que compres hamburguesas de calidad, que sí, ¡existen!, en la carnicería o en una empresa de confianza. Aunque se haya demonizado mucho la hamburguesa, porque se ha asociado a la comida rápida y grasienta, nada más lejos de la realidad: busca una que sea de carne de verdad y verás qué cambio.

En cuanto a las grasas, el porcentaje máximo de grasa que puede llevar la carne picada de ternera es del 20% y, en el caso de la carne de cerdo, se autoriza un contenido de grasas de hasta el 35%. Cuando se mezcla carne picada de cerdo y de ternera, el porcentaje de grasa debe ir mezclado en mitad y mitad. En este caso, el de las carnes picadas, también se pueden mezclar con las proteínas vegetales hasta en un 30%. Eso sí, como no tiene que ir obligatoriamente marcado en su etiquetado, nunca podrás saber si lo lleva o no, a menos que tengas confianza con tu proveedor y te informe de ello, lo cual sería lo ideal. Es por cosas como estas que es tan importante el comercio de proximidad, porque nos lleva a estar más cerca siempre de la verdad.

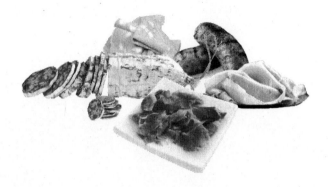

Este apartado no diferirá mucho del anterior, el de la carne. Así pues, acuérdate de este número mágico: el 95. Busca embutidos que tengan, como mínimo, el 95% de su contenido de carne. En el caso de una pechuga de pollo o una pechuga de pavo, escoge aquellas que tengan incluso un porcentaje superior al mencionado.

A la hora de comprar un jamón ibérico, asegúrate de que contenga jamón y sal, nada más. Con estos dos ingredientes nos sobra. No le hace falta nada más; es así de fácil la buena alimentación. Ni nitritos ni nada. Jamón y sal. Con el lomo pasa exactamente lo mismo: una opción saludable y válida es aquella que contenga lomo, sal y pimentón. Todo lo demás no solo es innecesario, sino que connota una baja calidad del producto. En los jamones con dextrosa, el azúcar y los otros aditivos tampoco aportan nada. Así pues, si buscas un jamón cocido que sea extra, busca el que tenga un porcentaje de carne mayor del 80%; si lo encuentras por encima del 95%, lo cual puede ser complicado pero no imposible, ya sería la perfección. En cuanto a los jamones cocidos, debes evitar aquellos que se anuncien como fiambres, ya que no superan el 40% de contenido de carne y, además, llevan demasiados rellenos. Y sobre todo fíjate bien en si llevan el famoso glutamato monosódico o carragenanos (un compuesto químico extraído de algunas algas rojas y que se utiliza como agente espesante y estabilizante), los cuales son muy comunes en estos alimentos de baja calidad.

Finalmente, si buscas embutidos sin gluten y sin lactosa, la mayoría de las veces encontrarás productos que no llevan demasiados ingredientes innecesarios, lo cual está muy bien, pero ten presente que, desgraciadamente, no siempre se cumple esta norma. Lo mejor, como siempre, es detenerte un instante y mirar con un poco de atención la etiqueta. Ahora ya sabes lo que debes buscar en ella y lo que no.

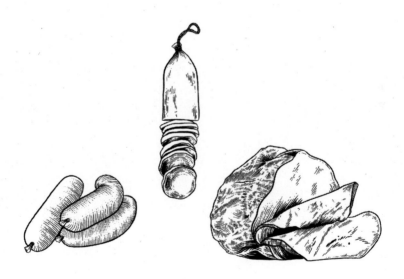

CÓMO COMPRAR LEGUMBRES

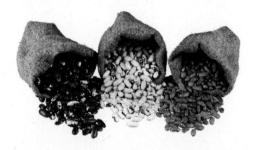

Si estás buscando legumbres en bote, lo mejor es priorizar aquellas opciones que lleven legumbres, agua y sal. Ya sabes, menos es más. Hay que evitar aquellos botes que contengan, además, sulfitos o metabisulfitos; y, como existen opciones que están libres de ellos, es posible evitarlos.

Si compras legumbres en paquete, busca que sean de origen nacional, lo cual favorece el propio comercio del país y de este modo ejerces una compra más sostenible.

Opción vegana

Para las variedades veganas, como tofu o tempeh de diferentes legumbres, prioriza siempre que lleven la legumbre, el coagulante y la sal. Eso es todo. Otra opción puede ser que lleven vinagre, que mejora el pH para su propia conservación; esta es, sin duda, una alternativa totalmente válida y saludable.

Cada día es más común ver en las estanterías de las tiendas y supermercados las pastas de legumbre. Pues bien, la lógica a seguir para determinar si es una buena compra, o no, es la misma que hemos seguido hasta ahora: ya sabes, menos es más. En este caso, los ingredientes que debemos buscar son solamente la legumbre o la mezcla de legumbres, nada más.

CÓMO COMPRAR PAN

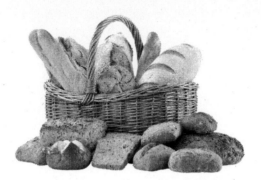

Aunque las grandes industrias cada vez nos quieren liar más y complicarnos la vida, la verdad es que comprar pan, del tipo que sea, es de las cosas más sencillas que podemos hacer a la hora de ir a llenar nuestro carrito.

¿Qué ha de llevar un buen pan? Esta pregunta, que diría que hace unos años nadie se la formulaba, hoy en día parece que sea como el misterio del Santo Grial. Y la verdad es que no puede ser más fácil. Un buen pan tiene que llevar el cereal, la levadura o emulgente y aceite de oliva virgen (o virgen extra); y, para llegar a la matrícula de honor, masa madre, que siempre lo mejora. Mi consejo es que el pan sea integral: en este caso, mejor el pan de centeno integral y el de espelta integral que un pan de trigo integral. Aunque el trigo se ha modificado mucho durante estas últimas décadas, todavía tiene, aun siendo integral, muchos antinutrientes y un índice glucémico no demasiado saludable.

Los pseudocereales, un acierto

Una opción perfecta a la hora de ir a la panadería son los panes con pseudocereales. Tienen este nombre porque se parecen a los cereales, aunque realmente no lo son: me refiero al mijo, amaranto, teff, trigo sarraceno, etc. Estos panes tienen mejores propiedades que los de otros tipos.

Otra alternativa saludable es el pan de avena. Pero cuidado: esto nos sirve para hablar de la importancia de las palabras en los etiquetados, porque no es lo mismo pan *de* avena que pan *con* avena. El primero es de avena, mientras que el segundo llevará algo de avena, pero será, mayoritariamente, de trigo. Y ya puestos a advertir sobre el léxico del etiquetado, presta atención siempre a la palabra *natural*: se la añade a todos los panes y, como su aparición en las etiquetas no está regulada, puede que aparezca en un pan que no sea saludable para nuestra dieta. Así que no te ciegue el ver *natural* en un pan: puedes tener delante una auténtica porquería de pan «natural». Y es que, legalmente, no están incumpliendo ninguna normativa al poner este adjetivo.

Por último, evita también esos panes que lleven azúcar, grasas hidrogenadas, como el aceite de palma, u otros aceites como el de girasol (que es un aceite de mala calidad). ¡Al pan, pan (y nada más)!

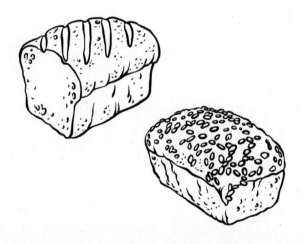

CÓMO COMPRAR BISCOTES, TOSTADAS O TORTITAS

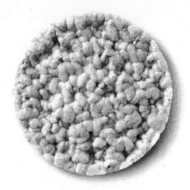

Comprar biscotes, tostadas o tortitas, vamos a dejarlo claro, es sencillo. Los biscotes, por ejemplo, tienen que contener cereal (ya sabes ahora que es preferible que sea integral y que es mejor evitar el trigo), aceite (de oliva virgen o virgen extra, esto también ya lo sabes) y, opcionalmente, levadura (que, dicho sea de paso, no es ningún ingrediente inadecuado para este producto, así que sin problema). Eso sí, lo que debemos descartar son aquellos biscotes, tostadas o tortitas que lleven aceites de niabina, de colza o de girasol, azúcares de cualquier tipo, o bien otros aditivos que, como es lógico, no son para nada necesarios en unos alimentos tan básicos como estos. Y recuerda: si llevan masa madre es genial. La masa madre es un ingrediente absolutamente recomendable siempre, porque los prebióticos nunca vienen nada mal.

CÓMO COMPRAR PASTAS

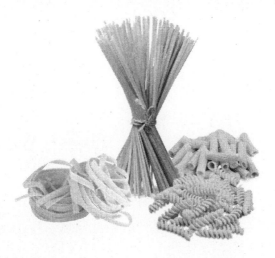

A la hora de comprar pastas de cereales hemos de seguir un mismo patrón. Es decir, nos tenemos que fijar en que sea 100% pasta y que, como mucho, lleve algún monoglicérido o diglicérido de ácidos grasos (E-472). Personalmente, yo prefiero que no lo lleven, aunque es solo un aditivo para dar volumen al producto y que se considera, a pesar de sus detractores, seguro. En cualquier caso, si podemos escoger entre una pasta que lo lleve y otra que no, yo me inclinaría más por la que no lo tiene.

Y después, como con los panes, tendrías que priorizar siempre las pastas integrales en la medida de lo posible. Como decíamos antes, es mejor priorizar otro tipo de cereales que no sean el trigo, pues nutricionalmente hablando son mejores, aunque cuesten algo más de dinero.

CÓMO COMPRAR HUEVOS

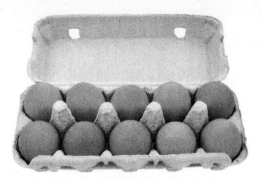

De los huevos y su peculiar etiquetado ya hemos hablado en el apartado correspondiente. El etiquetado, como recordarás, nos da ciertas pistas para saber el origen de cada huevo, lo cual como consumidores nos interesa saber porque así sabemos si son huevos ecológicos, de gallinas campestres, etc. Pero, más allá del etiquetado, tenemos otras maneras de saber si un huevo es de buena calidad o no, o si es fresco.

El truco que te voy a contar es muy sencillo, a la par que eficaz: lo único que necesitas para saber si un huevo es fresco, o no, es un vaso de agua. Pon el huevo en el fondo del vaso: si flota, es que ese ejemplar no es fresco, debido a que ha entrado aire en él y no está en buen estado. Por lo contrario, si no flota, estamos delante de un huevo fresco y perfectamente saludable.

Otra manera de saber si un huevo se encuentra en un punto perfecto es observando su clara. Esta debe ser clara y gelatinosa, eso es una buena señal. En cambio, si huele fuerte, como a azufre, y tiene un color verdoso, empieza a sospechar de su calidad.

Ya has visto que es muy importante despertar nuestros sentidos a la hora de determinar si un producto está fresco o no. ¿Te acuerdas de lo que hacíamos al comprar pescado? Como ves, con los huevos, pasa lo mismo, podemos averiguar su estado utilizando nuestro olfato, nuestra vista… y también nuestro tacto y oído. Te propongo lo siguiente: toma un huevo y agítalo, como si estuvieras preparando un cóctel. Si oyes el líquido agitarse en su interior, es que ese huevo no está en buen estado, lo puedes desechar.

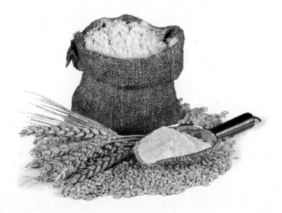

Como siempre digo, menos es más. Volvemos a la sencillez. Tanto las harinas de cereales y de pseudocereales como de legumbres o demás tan solo tienen que seguir un patrón: que sean 100% y no estén mezcladas con nada más. Por tanto, debes comprar las que no lleven ningún aditivo para su conservación, ya que es un producto que, al no contener agua, tiene una caducidad larga y segura. Tan fácil como eso.

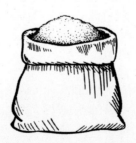

CÓMO COMPRAR CEREALES HINCHADOS O CEREALES DE DESAYUNO

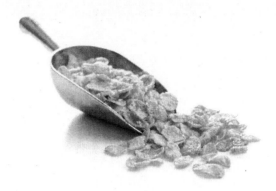

Seguro que llegados a este punto del libro ya eres capaz de sospechar qué tipo de cereales de desayuno debes comprar. Pues sí, solamente los que lleven cereal al 100%. Para nada necesitamos que contengan cualquier otra cosa: ni grasa de palma, ni aceite ni nada. Es decir, podemos olvidarnos de aquellos cereales hinchados que llevan azúcares, maltodextrinas, mieles, jarabes de glucosa u otros endulzantes como maltitol o sorbitol, por desgracia tan frecuentes entre estos productos.

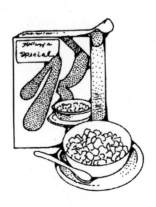

CÓMO COMPRAR FRUTOS SECOS

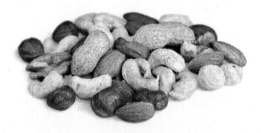

La regla básica a la hora de comprar frutos secos es adquirir, preferiblemente, aquellos que vengan con cáscara. Sí, puede que nos dé pereza el hecho de ir pelándolos, pero piensa que esa cáscara existe para algo; lo que hace es proteger el alimento y evitar que se oxide, con lo cual se mantiene durante más tiempo en mejor estado, como pasa, por ejemplo, con las nueces californianas.

Por otro lado, si los frutos secos son tostados, mejor que mejor, así eliminamos sus antinutrientes y mejoramos la absorción de nutrientes, lo cual nos facilita su digestión.

Ya sabemos que deben ir con cáscara y ser tostados, pero… ¿qué debemos evitar en los frutos secos? En primer lugar, los aceites de algodón. Este tipo de aceite se utiliza solamente para que el fruto seco tenga una mejor apariencia, mucho más brillante y apetitosa. También debemos olvidarnos de los que contengan aceites de girasol o de palma, que son absolutamente innecesarios desde un punto de vista nutricional. También debemos evitar que vengan acompañados de azúcares o maltodextrinas, que son muy comunes en los cócteles de frutos secos, por ejemplo. Los colorantes, que se añaden solo para mejorar su aspecto, no nos sirven de nada y, a pesar de ello, es muy común verlos entre estos productos. Y, finalmente, evita que lleven potenciadores de sabor, como glutamato monosódico o extracto de levadura, muy presentes en los cócteles de frutos secos.

Y ya sabes, si puedes adquirir producto nacional, perfecto. En el caso de que exista producción nacional siempre es mejor opción y más sostenible para el medioambiente.

CÓMO COMPRAR CREMAS DE FRUTOS SECOS O CREMAS DE SEMILLAS

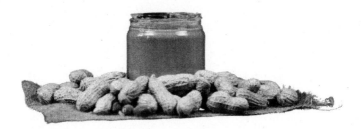

En las cremas de frutos secos de cacahuete, avellanas, almendras, pistachos o la *tahina* y similares tenemos que priorizar aquellas que sean 100% de contenido de ese fruto seco (o, en el caso del cacahuete, 100% de contenido de legumbre, ya que el cacahuete es una legumbre).

A veces los mezclan con aceites de mala calidad, con azúcares o, más recientemente, con dátil o harina de dátil para endulzar el producto sin tener que recurrir al azúcar añadido. Lo que pasa es que el dátil presenta un alto contenido en fructosa, lo cual, en una persona sedentaria, no sería la mejor opción. También se les suele añadir leche desnatada, la cual hará que la crema quede, valga la redundancia, más cremosa y su aporte de proteína aumente. Eso sí, también aumentará su aporte de azúcares; esto, en sí mismo, no es ni bueno ni malo. Quizás en una crema de frutos secos no buscamos eso, pero, a menos que seamos intolerantes a la lactosa, no va a aportarte nada positivo ni negativo para tu salud el hecho de que lleve leche desnatada.

Estas cremas pueden llevar aceite de coco virgen o aceite de oliva virgen, que son un par de opciones que suman. Lo que sí que debemos tachar de nuestra lista de la compra son aquellas cremas de frutos secos que lleven polialcoholes como primeros ingredientes: evitad el maltitol, sorbitol y similares. Personalmente, considero que, si tienen que contener algún endulzante, que sea estevia y, como mucho, sucralosa, pero el resto de endulzantes, evítalos. Y, por último, ten presente que los carragenanos, de los que ya hemos hablado, no son para nada recomendables.

Educar el paladar

Ahora que, leyendo este libro, muestras interés en hacer una compra más saludable y nutricionalmente apta, puede ser un buen momento para ir educando tu paladar. Empieza a consumir cremas sin edulcorar y sin azúcares añadidos. Cuanto menos azúcar consumas, menos azúcar te va a pedir tu paladar y, por ende, tu cuerpo.

CÓMO COMPRAR SEMILLAS

Seguimos con nuestra filosofía de no complicarnos la vida: intenta siempre buscar en todas las opciones los productos que sean 100% de semillas, sin ningún aditivo de más. Lo más probable que te encuentres en estos casos serán los aceites que sirven para mejorar la apariencia del producto. No los necesitamos en absoluto.

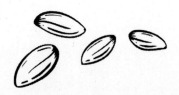

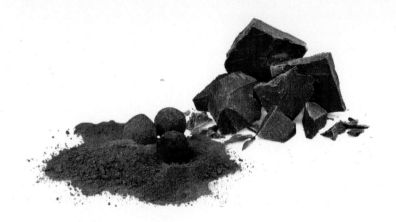

Fíjate siempre en que el cacao no vaya mezclado con ningún otro ingrediente. Tiene que ser cacao al 100%, pero es que además es importante observar que no esté ni desgrasado ni alcalinizado. Estos dos procesados del cacao provocan que este pierda cualidades muy interesantes y beneficiosas para nuestro organismo. El alcalinizado, por ejemplo, modifica el sabor del cacao, al tiempo que le hace perder antioxidantes y aportes remarcables. Y el hecho de desgrasarlo hace que el cacao pierda parte de su grasa, lo cual rebaja el nivel de beneficios que nos podría aportar.

En el caso del chocolate debemos priorizar siempre aquel con mayor contenido de cacao: si todavía no te has acostumbrado a comer chocolate intenso, te recomiendo que empieces, durante un tiempo que te va a servir de adaptación, con el del 75%, hasta que tu paladar se haya acostumbrado y puedas comer, con gusto, el chocolate del 90%, que, a mi entender, es el más interesante. Evita que lleve azúcar o, si te es imprescindible, que sea en la menor cantidad posible. Si este es tu caso, y necesitas que el chocolate tenga ese punto dulce, te recomiendo que lleve pasta o manteca de cacao, cacao magro en polvo o incluso vainilla; son una buena opción para endulzar.

Existen algunos chocolates a los que les añaden fibra de achicoria u otras fibras vegetales que son muy interesantes. Sobre todo, tenemos que obviar edulcorantes como los polialcoholes, que ya conoces sobradamente. Hay algunos que llevan leche desnatada en polvo o leche en polvo; esta es otra manera de endulzar el chocolate sin que aumente de forma directa el azúcar.

Pero lo que sí debemos evitar a toda costa es el archiconocido aceite de palma: no es nada recomendable ni para nosotros ni para la sostenibilidad de nuestro planeta.

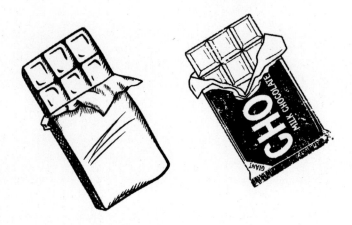

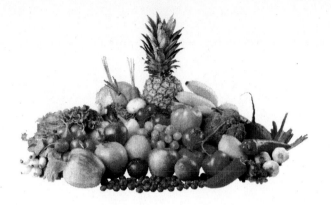

Para mucha gente comprar fruta y verdura es tan fácil como ir a la verdulería, o al supermercado, e ir escogiendo aquella que no presente mácula alguna o que tenga un aspecto brillante y apetitoso. Pues bien, existe una mejor manera de comprar fruta y verdura, más sabia y con mejores resultados para nuestra salud.

El primer paso para comprar fruta y verdura de buena calidad es priorizar que sea de cercanía. Hoy en día esto es fácil saberlo porque, por ley, toda fruta tiene que especificar cuál es su origen. Evitemos, pues, la fruta que tiene que recorrer kilómetros y más kilómetros. Si además compramos fruta y verdura de temporada, nos aseguramos que es de mejor calidad, ya que no habrá estado guardada en cámaras frigoríficas fuera de su temporada.

Otro factor que suma es que sea de agricultura biológica o ecológica; esto nos asegura que para la conservación de esa fruta y verdura se hayan utilizado 200 sustancias menos que si hubiera sido cultivada en agricultura convencional. Huelga decir, además, que es muy importante no comprar fruta y verdura que venga envasada en plásticos, ya que no tienen ningún sentido (no necesita más protección o envoltorio que el suyo propio) y solo perjudica el medioambiente.

Fruta y verdura congelada, ¿a favor o en contra?

A menudo, este tipo de producto está muy demonizado. Pero eso responde más bien a un prejuicio o leyenda, ya que no hay ninguna evidencia científica que nos indique que las frutas y verduras congeladas no tengan las mismas vitaminas, minerales y propiedades que las frescas. Lógicamente, tenemos que buscar aquellas verduras congeladas que solo lleven verduras, ni aceites ni aditivos innecesarios.

¿Y los zumos de fruta? Bien, las frutas en zumo no son tan beneficiosas como las frutas frescas. La explicación es que, en zumo, consumimos la fructosa de la fruta y no toda su fibra ni sus propiedades al 100%. Lo que sí es una muy buena opción —toma nota— es la fruta deshidratada.

En el caso de la verdura, una buena opción es comprarla en puré o crema. Solamente tendrás que fijarte en que no contenga aceites de mala calidad, ni harinas de trigo ni almidones.

Hortalizas o tubérculos

En este caso debemos seguir las mismas premisas que seguimos con la fruta y la verdura: cercanía, mejor comprarlos en mallas (si son reutilizadas o recicladas) que en plásticos y, en la medida de lo posible, que sean de producción ecológica o biológica.

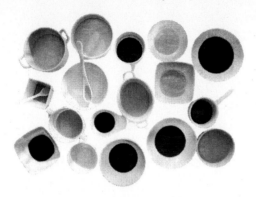

En este apartado tenemos que diferenciar los distintos tipos de aceite que hay en el mercado, ya que no es lo mismo escoger entre los distintos aceites de oliva que hacerlo entre los de soja, girasol o coco, por poner algunos ejemplos. ¡Vayamos por partes!

Aceite de oliva

Esta es, sin duda, la mejor opción. Y, si queremos el mejor de los mejores, tenemos que comprar el aceite de oliva virgen extra, que es el que tiene una mayor cantidad de antioxidantes y de vitaminas. Pero, si tu bolsillo no te lo permite, no te preocupes, el aceite de oliva virgen es una muy buena opción también, puesto que trae consigo muy buenas propiedades. Si compramos aceites con denominación de origen, nos aseguramos del origen de la aceituna y que su control de procesamiento es exhaustivo.

Por el contrario, el aceite que debemos evitar es el de oliva refinado o el de oliva a secas, ya que son los aceites denominados lampantes, que no tienen apenas beneficios para nuestro organismo.

¿Podemos detectar posibles adulteraciones del aceite de oliva? Sí. Y lo podemos hacer sacudiendo la botella que lo contiene. Si no hay mezcla, las burbujas desaparecen rápidamente. Y otro truquito: echamos unas gotas de aceite sobre un cubito de hielo; si vemos que coagulan rápidamente eso querrá decir que ese aceite de oliva está adulterado.

Aceite de coco

Con este tipo de aceite hemos de evitar sobre todo que lo hayan recogido monos, que sufren para hacer un trabajo que, lógicamente, no les corresponde. Esta práctica es común en la recogida de los cocos. Comprar bien también es comprar responsablemente y evitando el maltrato animal.

El aceite de coco ha de ser virgen y extraído en frío. Si, además, es de agricultura ecológica o biológica, mejor, pues tendrá mejores propiedades. Si tu economía te lo permite, tómate ese capricho. Por otro lado, que el aceite de coco sea virgen extra no tiene sentido alguno, ya que esta denominación solo es para el aceite de oliva. Si vemos en cualquier otro tipo de aceite la denominación «virgen extra», ten por seguro que te encuentras ante otro intento burdo de *marketing* y de intentar engañar al consumidor.

Aceite de girasol

El aceite de girasol, por su alto contenido en omega 6, no es recomendable ni para consumir en crudo ni para cocinar. El problema reside en que se transatura muy rápidamente. Verás que a veces se habla de que existe un aceite de girasol de buena calidad, que es el denominado como aceite de girasol alto oleico; pero no debes dejarte engañar, para nada es un aceite recomendable.

Aceite de soja

Debemos ponerlo en el mismo saco que el aceite de girasol: tampoco es nada recomendable, ni para consumir en crudo ni para cocinar.

Aceite de maíz

El aceite de maíz es un aceite muy común, igual que el de soja, para su consumo, sobre todo en Estados Unidos. Por su parte, en Europa se dispone de un aceite de oliva de gran calidad, por lo que en este continente se recomienda dejar de lado el aceite de maíz, ya que el de oliva es mucho mejor. En hispanoamérica destaca el incremento del consumo del aceite de oliva, sin duda una buena noticia para la salud mundial.

Aceite de aguacate

El aceite de aguacate está muy de moda últimamente y ya se ve en muchos supermercados. Es un aceite de una fruta que posee ácidos grasos de buena calidad que mejoran nuestra salud y, por tanto, es una buena alternativa para utilizar en crudo.

Otros aceites

Respecto a los otros aceites que se suelen vender en el supermercado, como son los aceites de nuez, de lino, de sésamo y otros, debemos buscar que siempre sean aceites prensados en frío. Y evitar mezclas de varios aceites, ya que eso favorecería una mezcla no recomendable. Y es que, normalmente, cuando se mezclan varios aceites el resultado suele ser una mezcla de aceites de mala calidad que no es nada interesantes para nuestra salud.

Vinagres

Hay dos tipos de vinagres, principalmente, en el mercado. Uno de ellos es el vinagre de manzana, que ha de llevar solamente vinagre de manzana al 100%. En el caso del vinagre de vino, la ecuación tiene que ser lo mismo: llevar vinagre de vino al 100%.

Lo que debemos evitar de los vinagres es que contengan metabisulfito potásico o sulfitos en general, ya que no son nada recomendables, porque pueden aumentar el riesgo de alergias, sofocos, taquicardias, sibilancias, urticarias, mareos, malestar estomacal, hormigueos e incluso diarreas. Tampoco es interesante que lleven dióxido de azufre como antioxidante, puesto que también contiene sulfitos.

Por otro lado, que tengamos entre manos vinagres sin pasteurizar, a día de hoy, no nos proporciona más beneficios que posibles perjuicios, con lo que actualmente me mostraría bastante cauteloso con ello.

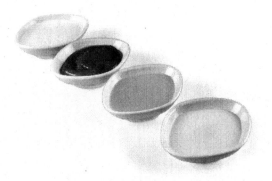

Mostazas

Para comprar buenas mostazas hemos de asegurarnos de que lleven lo necesario y nada más. ¿Y qué es lo necesario, te preguntarás, en una mostaza? Agua, vinagre, mostaza en grano, sal y listo. Puede llevar, opcionalmente, cúrcuma, ajo en polvo, pimentón y otras especias sin problema ninguno.

Es mejor evitar las que contengan almidones modificados, goma guar o goma xantana; sin embargo, a pesar de ser innecesarios, pueden llevar estos almidones sin que esto sea realmente perjudicial para nosotros. Ni nos aporta ni nos quita nada. Lo que sí debemos evitar es que lleven carragenatos como emulgente, ya que esto sí que no es nada recomendable para nuestra salud. Asimismo, mejor no comprar los jarabes de glucosa, azúcares o miel. También debemos ahorrarnos todas aquellas mostazas que contengan sulfitos, nada recomendables para su uso habitual.

Por otro lado, lo ideal es que esta salsa no lleve más de 3 gramos de sal por cada 100 gramos. Y, finalmente, intenta buscar mostazas amargas antes que las dulces. Si encuentras alguna mostaza con algún conservador como sorbato potásico o benzoato sódico, no te preocupes, la puedes consumir tranquilamente.

Sí que quería hacer un aparte con el EDTA, que es un antioxidante: debemos rehusar las mostazas que lo lleven. De hecho, ya se ha empezado a prohibir por sus efectos negativos para la salud. Lo podemos encontrar en salsas, pero también en bebidas, condimentos, vinagres, vitaminas, suplementos alimenticios y conservas.

Kétchups

Para comprar buenos kétchups la idea principal es que evitemos adquirir aquellos que contengan más de 5 gramos de azúcar por cada 100 gramos de alimento. Evitemos, pues, aquellos que lleven jarabes de glucosa, azúcares y similares. Un buen kétchup también ha de llevar vinagre de alcohol y/o zumo de limón concentrado (como conservante ideal), y puede llevar también especias, que son siempre un buen aporte.

Si ves que contiene algún aroma y emulgente, no hay problema, ya que a día de hoy son inocuos. También puede llevar los dos conservadores de los que hemos hablado en el apartado de la mostaza (sorbato potásico y benzoato sódico), porque son inocuos para nuestra salud.

Finalmente, fíjate en que hay algunos kétchups que llevan fibras vegetales; no te preocupes, estas ayudan tanto en la textura como en el sabor y son opciones seguras.

Mayonesas

La verdad es que es complicado encontrar buenas mayonesas en el supermercado; normalmente, llevan cosas raras o ingredientes innecesarios. Nada que ver, claro está, con la que podemos hacer en casa. Pero si no hay más opción que comprarla de bote, sí que hay alguna marca adecuada, aunque es la excepción que confirma la regla.

¿Qué tiene que llevar una buena mayonesa? Agua, yema de hueva, vinagre, sal y zumo de limón. También ha de contener un buen aceite, como el de oliva virgen extra o el de oliva virgen, que es menos ácido. También es posible que lleve algún conservador seguro, como el sorbato potásico o algún estabilizante, como goma xantana o goma guar, si la compramos en el súper.

Lo que sí debemos evitar es que lleve aceite de girasol, que de hecho es el aceite con el que están hechas el 99% de las mayonesas del supermercado, y también aquellas marcas que contengan azúcar o jarabe de glucosa, ya que son del todo innecesarios en una mayonesa. Hay mayonesas que también pueden llevar aceite de colza o de soja, o incluso potenciadores de sabor como el glutamato monosódico: no debemos prestarles ninguna atención a estas salsas, pues no necesitan para nada estos ingredientes. Asimismo, la mayonesa tampoco tiene ninguna necesidad de llevar almidones de trigo o de otros cereales y, sin embargo, en muchas ocasiones los llevan. Ya sabes, toca leer etiquetas y consumir con acierto.

Salsas cero

Las salsas cero son aquellas que apenas llevan kilocalorías o que no contienen azúcares añadidos. Son dos opciones válidas que, por suerte, cada vez abundan más en las estanterías de los supermercados. Así pues, una buena salsa cero no tiene que llevar colorantes; ten en cuenta que muchas salsas, al tener un alto contenido en agua, incorporan colorantes para que no tengan esa apariencia tan acuosa. Estos colorantes, que pueden ser el dióxido de titanio o el caramelo de sulfito, no son nada recomendables. Para evitar esa acuosidad, estas salsas llevan aditivos emulgentes, como goma guar o goma xantana, que sirven para dar volumen a la salsa sin apenas aportar calorías al producto.

Es importante rehuir de los antioxidantes, como el EDTA, que no son opciones nada saludables. Por otro lado puede que lleve algún edulcorante para potenciar su sabor dulce; en este caso, lo mejor sería la sucralosa o la estevia y rehusar la sacarina, el acesulfamo, el ciclamato y el aspartamo, que ya sabes que son edulcorantes que no nos aportan nada (al contrario). Y, especialmente, evita que lleve maltitol como polialcohol, ya que es la forma más fácil, y menos saludable, de endulzar este tipo de salsas.

Tomates fritos o concentrados de tomate

Aunque sea un alimento que aparentemente debería ser fácil de comprar, la gran industria mete una cantidad de ingredientes y aditivos totalmente innecesarios para nuestra salud, pero que resultan útiles para su economía, ya que con ellos abaratan costes, en detrimento de la calidad del alimento.

Así pues, un buen concentrado de tomate llevará tomate al 99% y una pizca de sal. En el caso del tomate triturado pasa lo mismo: un 99% de tomate y algo de sal. Y en ambos casos, eso sí, pueden llevar algún antioxidante o acidulante, como el ácido cítrico, que a día de hoy son totalmente seguros.

¿Y qué pasa con el tomate frito? Estamos hablando del más consumido y, al mismo tiempo, el más complejo de explicar. Vamos a ver. Un buen tomate frito ha de contener tomate (muchas veces se presenta en diferentes formas, como tomate, tomate seco o tomate concentrado), un buen aceite de oliva virgen o virgen extra y sal. Y nada más. Aunque parezca difícil de creer, existen pocos productos con esta composición en el mercado. Olvídate de aquellos tomates fritos que lleven aceite de girasol, azúcar o almidones modificados, que, aunque son seguros, no tienen ninguna razón de ser en un tomate frito. El truco está en que lleve una buena cantidad de tomate y un buen aceite para que el producto final no quede muy líquido.

Por cierto, si eres de los que creen que todo lo frito no debe entrar en tu dieta saludable, en este caso te estarás equivocando, pues el tomate tiene un antioxidante muy importante, el licopeno, que, frito, todavía potencia más la salud de la próstata en el hombre y la calidad del pelo en la mujer, entre otros muchos beneficios. Vamos, que es una técnica perfecta para sacar jugo a un alimento tan espectacular como el tomate sin duda alguna.

CÓMO COMPRAR BEBIDAS VEGETALES

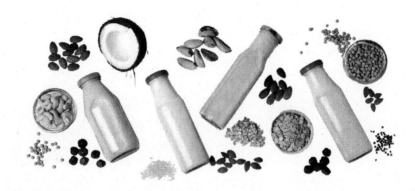

Para comprar una buena bebida vegetal hemos de fijarnos en varias cosas, empezando por la más importante: que no sea hidrolizada. Este tema es muy controvertido. Tengo que decir que yo fui el primero que analizó este aspecto, en Instagram y demás redes sociales, en un momento en el que nadie hablaba de ello porque apenas era un tema conocido. Pues bien, el hecho de tener curiosidad, como tú ahora con este libro, hace que vayas un paso por delante del resto y puedas anticipar ciertos inconvenientes o problemas que puedan surgir más adelante.

¿Qué es una bebida hidrolizada? Muchas veces, para que un cereal se pueda beber y no se deposite en el fondo, sea indigesto o tenga un sabor amargo, lo que hacen las industrias es triturarlo (o hidrolizarlo). De este modo consiguen que se pueda beber con un mejor sabor, ya que gana en dulzor, y además se disuelve mejor. Entonces, ¿dónde está el problema? Pues que al hidrolizarse provocamos que aumenten los azúcares intrínsecos o propios del alimento. E igual que de una fruta, que es totalmente saludable, sacamos un zumo que de saludable tiene más bien poco, a partir de un vegetal, fruto seco u otro alimento, extraemos una bebida hidrolizada vegetal que, de saludable, tampoco tiene gran cosa. En resumen: una bebida vegetal no tiene que ser hidrolizada. Para saber, pues, si la bebida que estamos a punto de meter al carrito de la compra es hidrolizada o no, tenemos que mirar, en sus macronutrientes, que no supere el gramo de azúcar por cada 100 mililitros de bebida. No pierdas el tiempo mirando los ingredientes, pues en ellos no podrás descubrir si está hidrolizada o no, ya que no lo ha de indicar.

Además, una buena bebida vegetal ha de llevar agua en una cantidad mínima del 90% y luego el vegetal, cereal o fruto seco con la que esté hecha, ya sea soja, anacardo, cáñamo, almendra, avena, arroz, etc. Por supuesto, no debe llevar nunca aceite de girasol, de nabina u otro aceite perjudicial o no saludable. Pero volvamos a lo dicho con las bebidas hidrolizadas. No me cansaré de repetir lo nocivas que pueden ser, porque hay muchas bebidas hidrolizadas que superan los 5 gramos de azúcar por cada 100 ml —¡incluso las hay que llegan a 10 gramos!—, lo cual supera, con un solo vaso de esta bebida vegetal, la cantidad de azúcar recomendada por la OMS en todo en un día. Evidentemente esto no se comenta a menudo porque a estas grandes industrias no les interesa lo más mínimo que se sepa, pero aquí intentamos que no nos dejen engañar. Si la bebida vegetal tiene que llevar algún edulcorante, tenemos que priorizar la sucralosa o estevia frente a todos los demás. El hecho de añadirle vainilla para darle un toque sabroso y rico es una muy buena opción.

Si quieres profundizar un poco más en el tema de las bebidas hidrolizadas, ve el vídeo en el que hablo de ello:

¿QUÉ SON LAS BEBIDAS HIDROLIZADAS?

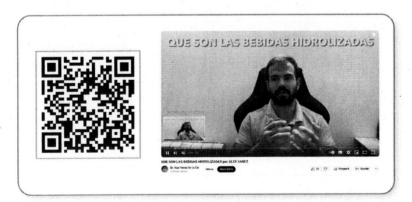

CÓMO COMPRAR LÁCTEOS

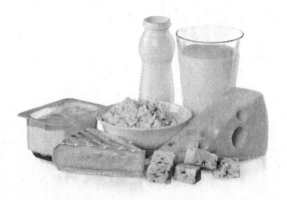

Leche

Una buena leche ha de contener, como ingrediente, únicamente leche. Puede parecer simplista, pero créeme si te digo que cuesta encontrar leches con un único ingrediente. Las leches pensadas para los niños pequeños llevan agua, aceite de girasol, aceite de palma, azúcar, etc. Y seguro que ahora mismo te estarás preguntando, pero eso ¿cómo puede ser posible? Fíjate en todas las bebidas con dibujitos para que los más pequeños de casa queden encandilados y verás cómo nos la intentan colar: y es que comprar leche con azúcar no tiene ningún sentido, pero comprar agua con algo de leche —y a precio de leche— roza lo ridículo, el engaño total y la estafa. Entonces, respondiendo a la pregunta de cómo puede ser posible: pues porque, desgraciadamente, no es ilegal.

Personalmente yo prefiero comprar leche de cabra y oveja porque, como te explicaré más adelante, digestivamente sientan mucho mejor. Si, además, se le añade lactasa, la enzima que ayuda a digerir la latosa, esto facilitará nuestras digestiones en gran medida. Que vaya enriquecida con vitaminas y minerales no me parece una mala opción, aunque normalmente la cantidad que contienen es insignificante y suele ser mínima, solamente para poderlo poner en el etiquetado y, de este modo, conseguir un buen reclamo. Otra técnica de mercadotecnia que, si no estamos atentos, nos da gato por liebre.

En resumen, **compra una leche normal y corriente** y, si necesitas un mayor aporte de vitaminas y minerales, hazlo con algún suplemento de calidad. Las nuevas modas de añadirle proteínas, fibra u otros ingredientes, sinceramente, no tienen mucho sentido y lo único que hacen es encarecer el producto sin sentido. Ah, por cierto, el añadido de trifosfatos o E-451 no tiene ningún sentido en una buena leche.

Quesos

Un buen queso ha de contener como ingredientes leche, coagulante, estabilizante o endurecedor (es algo opcional), fermentos lácticos (la fuente de probióticos es la mejor parte del alimento) y finalmente sal. No tiene necesidad de llevar nada más. El hecho de que lleve colorantes para la piel, en principio, no nos afecta porque no tenemos que comer lo que recubre el queso. Ahora bien, que lleve conservadores, antiaglomerantes, correctores de acidez o mantequillas la verdad es que no le hace ningún bien a un buen queso.

Por otro lado, últimamente he detectado que está de moda añadirles proteínas de leche, lo que no veo ni bien ni mal; eso sí, muchas veces esta proteína va acompañada de un eslogan en grande y un injustificado aumento de precio, y esto ya me parece más censurable.

Con los lácteos también, como he dicho anteriormente, siempre recomiendo que sean de producción nacional para que seamos lo más sostenibles posible. Además, por suerte vivimos en un país que es un gran productor de quesos de alta calidad. Personalmente, por su caseína diferente y su menor cantidad de lactosa y mayor contenido en calcio, prefiero los quesos de oveja y de cabra a los de vaca. En este sentido, podemos tener en cuenta que los quesos de búfala tienen un bajo contenido de lactosa y digestivamente sientan mucho mejor que los demás quesos.

Kéfir y yogur

Los kéfires han de contener, como ingredientes, leche de cabra u oveja, preferiblemente, si no de vaca, fermentos lácticos de kéfir o levaduras de gránulos de kéfir y nada más. Si se les añade leche en polvo es para abaratar el coste del producto y endulzarlo. Y, si ves que un kéfir, además, lleva proteínas de leche, no pasa nada, eso ni nos suma ni nos resta. En definitiva, en el caso de los kéfires es fácil: si lleva los dos ingredientes que ha de llevar está genial, y si lleva más harás bien en sospechar.

En cuanto a los yogures, sucede un poco lo mismo que con los kéfires: han de llevar los mismos ingredientes, pero, en vez de fermentos lácticos de kéfir, han de tener fermentos lácticos; en todo lo demás, debemos buscar que lleven y que no contengan lo mismo que los kéfires.

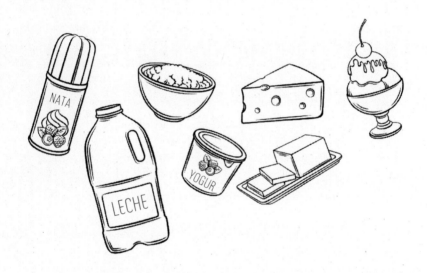

AGUAS DE ESPAÑA

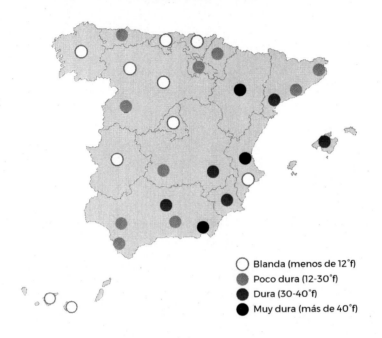

○ Blanda (menos de 12°f)
● Poco dura (12-30°f)
● Dura (30-40°f)
● Muy dura (más de 40°f)

Aunque parezca que el agua no tiene más misterio, la verdad es que comprar una que sea buena es algo realmente complejo. Si te interesa especialmente este tema, te recomiendo el libro *Más claro que el agua. Todo lo que deberías saber del agua mineral natural y nunca te han contado* (de Amat Editorial).

En cualquier caso, quiero que después de leer este apartado tengas una idea clara de qué es lo que debemos buscar en un agua para que sea de calidad. Lo primero que te preguntarás es si el agua del grifo es la mejor opción o, al menos, si es una buena opción. Siento decirte que no, para nada. Los descalcificadores que podamos tener en casa, que son más que necesarios por la cantidad de calcio que contiene el agua en España, no son una solución para el agua del grifo.

Si queréis saber si el agua en España es buena, en la página anterior tenéis un pequeño mapa sobre cómo es en cada comunidad. (El nivel de dureza no es más que la cantidad de **sales disueltas de calcio y magnesio** que contiene el agua.) En el caso de Hispanoamérica, según un artículo de 2019 de Radio Programas del Perú, los únicos países donde se recomienda beber el agua del grifo son Chile y Costa Rica. En el resto de los países se recomienda comprarla o filtrarla bien.

Vivas donde vivas, igualmente te recomendaría que tengas una máquina de alcalinización del agua y para su tratamiento. Yo utilizo la marca Alkanatur, tanto en jarras como en filtros de agua para ducha y también para la cocina; sin duda, es una muy buena opción. Para reducir el consumo de plásticos y ser más sostenibles, esta es una mejor opción que la compra de botellas de agua. A poder elegir, me decantaría por botellas o jarras de filtración sin PVC o sin PET, que es el caso de las jarras de Alkanatur.

Ahora bien, si tu opción es comprar agua embotellada, lo mejor es que esta sea agua alcalina o con un buen pH y de mineralización baja, lo cual es casi imposible de encontrar en el mercado. Encontrarás, por ejemplo, muchas aguas de mineralización débil, pero con un pH ácido; o, si no, encontrarás aguas con un buen pH, pero con una mineralización superalta, con gran contenido de bicarbonatos y minerales alcalinizantes de mala calidad. Y, aunque en España las empresas no están obligadas a poner el pH de su agua, a diferencia de otros países, como Francia y el resto de Europa, te recomendaría que confirmes el pH, su mineralización y, si puede ser, que compres aguas que estén embotelladas en un buen plástico, que no sea PVC ni PET. Huelga decir que el cristal es una opción interesante.

Por cierto, como último consejo sobre este tema: recuerda beber, por lo menos, 1 litro de agua por cada 30 kg de peso corporal al día. Así pues, si pesas 60 kg, estaría bien que bebieses 2 litros de agua a diario.

CÓMO COMPRAR KOMBUCHAS O REFRESCOS

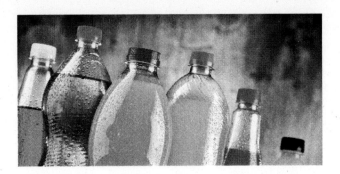

Para comprar una buena bebida de kombucha, debemos escoger la que contenga solamente agua y azúcar (no más de 4 gramos de azúcar), que es lo que necesita la levadura para fermentar y hacer su proceso de fermentación correctamente; también ha de contener té, para que sea considerado un té kombucha, y, finalmente, el cultivo de kombucha, que es un conjunto de bacterias y levaduras. Estas bebidas son muy saludables para nuestra microbiota.

Por otro lado, las bebidas o refrescos con cero azúcares son una opción viable, muy puntualmente, siempre que sea a base de agua carbonatada o agua normal, algún aroma y algún edulcorante, como sucralosa o glucósidos de esteviol —normalmente llevará algún ingrediente para darle un sabor junto con el edulcorante y el aroma—, pero hemos de evitar que lleve edulcorantes perjudiciales de los que ya hemos hablado en apartados anteriores, colorantes como caramelo que tampoco son nada saludables y sobre todo que no lleve ácido fosfórico (como sucede con la famosa marca de cola, que no es muy saludable... a no ser que sea para desatascar cañerías).

En cuanto a los refrescos convencionales o azucarados, obviamente, se han de evitar, ya que contienen gran cantidad de azúcar, que no es nada saludable. Y no, no te dejes engañar, los que llevan zumo, a menos que sea zumo de limón, no son nada saludables tampoco.

CÓMO COMPRAR CAFÉ

En este apartado no te voy a decir que el arábico es mejor que el colombiano, por ejemplo, ya que estaríamos entrando en el terreno de los sabores, el cual es totalmente personal y nada objetivo. Lo que sí que hay que tener en cuenta es que se trate de un café compuesto al 100% de café y sin nada de azúcar; así nos aseguramos que el café no es torrefacto, con lo que obtendremos mejores beneficios y evitaremos el azúcar, como ya hemos visto al hablar de los azúcares añadidos. Además, al no estar torrefacto, sabemos que su tostado no es tan perjudicial. Y, si te interesa saber qué contenido de cafeína lleva ese estimulante que muchos necesitamos para despertarnos, aquí te dejo una tabla que te será útil:

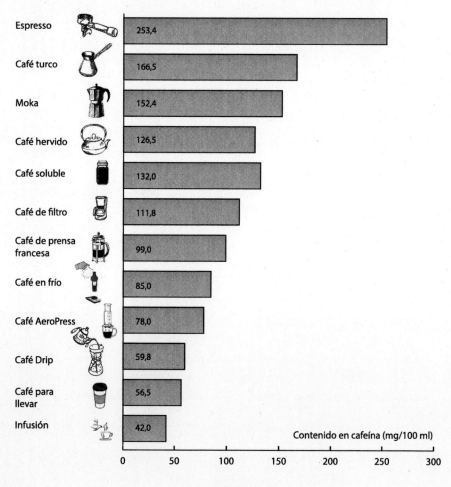

	Contenido en cafeína (mg/100 ml)
Espresso	253,4
Café turco	166,5
Moka	152,4
Café hervido	126,5
Café soluble	132,0
Café de filtro	111,8
Café de prensa francesa	99,0
Café en frío	85,0
Café AeroPress	78,0
Café Drip	59,8
Café para llevar	56,5
Infusión	42,0

CÓMO COMPRAR TÉS O INFUSIONES

Para comprar un buen té, hemos de priorizar que solo contenga ese ingrediente, sin nada más; sobre todo hay que estar alerta de que no lleve maltodextrinas, que son bastante comunes en los tés. El hecho de que esté a granel o en bolsita es indiferente, aunque siempre es preferible a granel. Y si, además, podemos comprarlo con algún sello de denominación de origen, ideal. ¿Qué tipos de té está bien consumir? A mi juicio, las opciones ideales son el té verde, el té negro, el té blanco, el rojo y el oolong. En cuanto al té verde, los hay de distintos tipos:

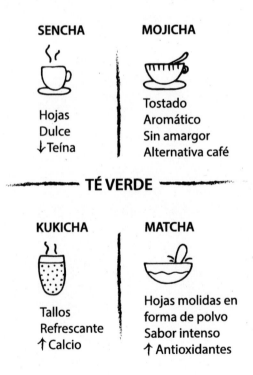

SENCHA

Hojas
Dulce
↓Teína

MOJICHA

Tostado
Aromático
Sin amargor
Alternativa café

TÉ VERDE

KUKICHA

Tallos
Refrescante
↑Calcio

MATCHA

Hojas molidas en
forma de polvo
Sabor intenso
↑Antioxidantes

En el caso de las infusiones hemos de priorizar las que son 100% de esa planta y sin ningún endulzante ni ingrediente más, así sabremos que nada se ha alterado de forma innecesaria.

CÓMO COMPRAR POSTRES, KÉFIRES O YOGURES VEGANOS

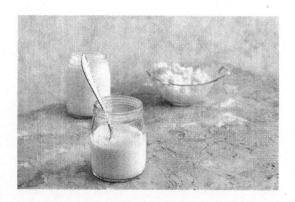

En primer lugar tenemos que comentar que existen yogures o ké-fires veganos, que llevan las mismas bacterias que en formato lácteo, pero con ingredientes que no son de origen animal. Hecho este inciso, para comprar un buen postre vegano hemos de priorizar los que llevan bebida de coco, de soja, de anacardo o similar. Como segundo ingrediente ha de contener algún almidón, lo cual favorece-rá el volumen y la cremosidad del postre.

El hecho de que sea de sabor afrutado lo único que provocará es que contenga más contenido de azúcar o fructosa de forma añadida y deje de ser, pues, una opción saludable. Por eso hemos de priorizar que contenga su ingrediente principal, almidón, sal y fermentos, nada más. Lo único que podríamos añadir en estos postres son vita-minas o minerales de refuerzo, como calcio o vitamina D, que, aun-que no los lleven nunca en gran cantidad, todo suma y me parece un acierto.

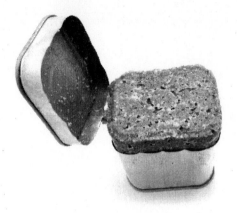

En este caso hemos de priorizar las opciones que contengan carne en mayor cantidad del 80%; cuanta más mejor, como es obvio. Como segundo ingrediente ha de contener agua y como tercer ingrediente, sal. Las mejores opciones son la pechuga de pollo, la pechuga de pavo, la carne de potro y la carne de ternera. Y ya sabes que las carnes nacionales siempre serán la mejor opción, desde un punto de vista sostenible y medioambiental. Por último, podría llevar ácido cítrico como conservante sin ningún tipo de problema.

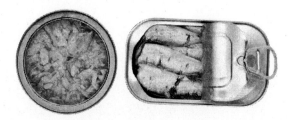

Para comprar un buen pescado en lata, que al igual que la carne enlatada puede significar una opción salvavidas para esos días en que queremos algo rápido y bueno, hemos de procurar las opciones que no sean de piscifactoría, siempre que nuestra economía nos los permita. También hemos de procurar que sean de pescados nacionales y, en el caso de los pescados azules, siempre es más interesante los pescados de zonas frías, ya que son los que han demostrado tener mejor calidad de grasas con mayor contenido en omega-3, como sucede con el salmón. Los que han sido pescados con caña son muy buena opción y mejor que los que provienen de la pesca convencional o de arrastre, aunque hoy en día ya esté regulada la medida de la red para evitar pescar ejemplares pequeños. En cualquier caso, hemos de potenciar el tipo de pesca más sostenible, que es el de caña.

En este tipo de alimentos hemos de priorizar los que contengan más del 80% de contenido de pescado. El resto solo tiene que ser agua y sal; a lo sumo podría llevar, igual que en el caso de las carnes, ácido cítrico, pero nada más.

CÓMO COMPRAR SAL Y ESPECIAS

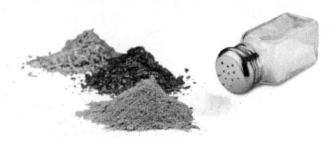

Aunque no lo parezca, comprar una buena sal es tarea complicada, y eso que es un producto que todos compramos y utilizamos prácticamente a diario. Debido a la deficiencia de yodo que hay a nivel nacional, es recomendable comprar sal yodada, que está subvencionada y se vende a muy buen precio. El yodo es un mineral muy necesario para nuestro organismo y, a través de la sal, podemos subsanar nuestra posible deficiencia del mismo, que es algo muy común. Sin embargo, si no tenemos problemas de yodo, lo interesante, según diferentes estudios, el último de los cuales es de Greenpeace, es consumir sal de roca.

Es difícil conseguir sal de roca, pero, comparada con la sal de lago y la sal marina, es la que menor cantidad tiene de microplásticos, con lo que se convierte, sin duda alguna, en la opción más saludable. A partir de estudios hechos a escala estatal, como el de la Universidad de Alicante, podemos observar que, dentro de las sales marinas de cualquier zona de España, no hay ninguna que esté libre de microplásticos, ya que todas tienen de 60 a 280 micropartículas por kg de sal y, aunque parezca poco, esto, que no es nada saludable, se va acumulando en nuestro organismo.

Llegados a este punto, pues, te estarás preguntando «¿Y ahora qué?» Realmente, tenemos suficiente consumo de sal solo con lo que ya tienen de forma natural los alimentos que consumimos, y no sería necesario incluir en la dieta más sal o sodio, a menos que tengamos una gran deshidratación o que seamos deportistas. Así pues, vigila el consumo de sodio y, si lo necesitas, opta por una buena sal yodada. En el caso de no necesitar yodo, usa una sal marina de la que tengas buenas referencias, por ejemplo, la sal marina de Conca Organics es buena opción, ya que, además de tener lo anterior y ser una buena sal marina, no contiene microplásticos, algo que debemos vigilar en las sales marinas que consumamos. El caso es que siempre será mejor la sal integral o la sal marina que otro tipo de sal traída de muy lejos, de la cual no tenemos los controles suficientes para confirmar que su calidad es tan buena como nos intentan vender.

En cuanto a las especias, estas deben contener como único ingrediente esa especia o un mix de ellas. Diferentes estudios han demostrado que aquellas especias que provienen de la agricultura biológica o ecológica contienen menor cantidad de pesticidas y metales pesados, algo que hay que tener en cuenta. Si las compramos en botes de cristal, estaremos contribuyendo con el medioambiente, porque podremos reutilizar el envase, cosa que no podremos hacer con los de plástico.

Evita siempre las especias que contengan sal añadida, pues suele ser el primer ingrediente. También debes rehusar las que contengan glutamato monosódico o extracto de levadura, que suele ser común en mezclas de especias de mala calidad. Y, por último, pero no por eso menos importante, evita las que lleven sulfitos: los suelen añadir también en estas mezclas de mala calidad.

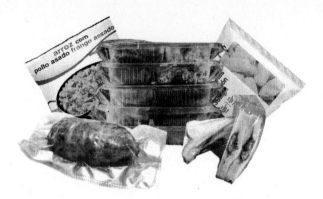

En este apartado nos podríamos alargar mucho, pero, como en este libro quiero ir al grano y ser conciso, vamos a hablar principalmente de dos tipos de comidas preparadas que pueden ser, o no, saludables. Claro está que todas ellas, si fueran caseras, serían la mejor opción, pero, si no tenemos más remedio que comprarlas, porque no tenemos tiempo, porque no podemos cocinar o por lo que sea, te voy a dar algunos consejos primordiales para escoger de la manera más saludable posible.

Humus

El humus debe contener, principalmente, garbanzos, *tahina*, aceite de oliva virgen o aceite de oliva virgen extra y zumo de limón. Se le puede añadir después ajo, remolacha, pimiento, cilantro, pasta de olivas, cúrcuma, aguacate y mil cosas más. Por otra parte, los ingredientes que tenemos que evitar en un humus son el aceite de girasol (un ingrediente muy común), aceite de oliva (mejor que sea siempre virgen o virgen extra), aceite de palma, azúcar o harinas (comúnmente, la de trigo). Además, cualquier otro ingrediente, que no he nombrado para bien, también tenemos que rechazarlo; y es que, para que estos productos tengan caducidades largas, se les añade una gran cantidad de aditivos que realmente no aportan beneficios, como acidulantes y conservantes.

Tortillas de patatas

Tengo que admitirlo. Me encanta la tortilla de patatas. Y celebro que cada vez haya más opciones aptas de este alimento en el mercado. Vamos a analizar, pues, qué debemos buscar en una tortilla de patata: patata, claro está, pero que aparezca solo como patata y no como patata frita (en el primer caso es una opción saludable, pero en el segundo no). El segundo ingrediente tiene que ser —si no hay sorpresas— el huevo y en tercer lugar, la cebolla, si os gusta. Además de esto, solo el aceite, que sea de oliva virgen extra, y la sal. Una deliciosa tortilla de patata no tendría que llevar nada más. Así que busca estos en la etiqueta, y que sean de calidad.

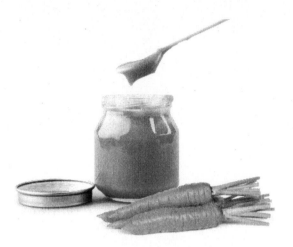

Tenemos que ser especialmente cuidadosos con lo que damos de comer a nuestros hijos e hijas, así que voy a hablarte de los ingredientes que, en la medida de lo posible, debemos evitar darles. Por ejemplo, en el caso de las leches de fórmula tenemos que rechazar, sobre todo, aquellas que contengan aceites de girasol, ya que es un aceite que los más pequeños no tienen que ingerir; lo mismo pasa con el aceite de nabina. En cuanto al aceite de palma, tenemos que hacer un punto y aparte. Y es que el aceite de palma contiene un tipo de ácido graso muy similar al que se ingiere a través de la lactancia materna y, aunque no sea un recurso muy sostenible, es un aceite que es necesario en parte para los más pequeños y su correcto desarrollo. Por tanto, en esta franja de edad, podemos hacer una excepción con respecto al aceite de palma en las leches. Pero sigamos con los ingredientes que debemos descartar en estas leches de fórmula para bebés: los azúcares, tan comunes y tan poco interesantes nutritivamente hablando. Así que nada de azúcar, lactosa (que es el azúcar de la leche) y maltodextrina o dextrosa, que son diferentes formas de azúcares. Que dicha leche esté enriquecida con vitaminas y minerales es perfecto. Y también es relevante que, como es lógico, la base de este

producto sea la leche; por su parte, que incluya grasa láctea o proteínas no nos genera problemas. Y, como te he comentado al hablar de
la leche (para adultos), en este caso yo también preferiría una leche
de cabra u oveja (que las hay) antes que una de vaca. Lo que sí está
bien es que contengan probióticos; esta opción me parece ideal.

Otro alimento para bebés que genera muchas dudas son los purés. Voy a despejaros esta duda: evítalos. Y, también los zumos, que
son puro azúcar. Lo que tienes que buscar son purés de verduras o de
frutas, que mantienen las propiedades del alimento, y no su aporte de
azúcar.

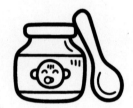

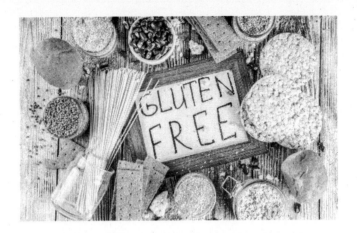

A día de hoy las intolerancias más comunes son las que presentamos a continuación:

- Intolerancia a la **fructosa** (albaricoque, caquis, cereza, ciruela pasa, chirimoya, dátil, higos secos, manzana, pera, ciruela, uva, jalea real, miel, mermelada, bebidas azucaradas, piña, melocotón o pera en almíbar, dulce de membrillo, chocolate y bebidas alcohólicas, como brandy y whisky).
- Intolerancia a la **sacarosa** (azúcar blanco, azúcar moreno, chocolate con leche, melocotón seco, mermeladas, galletas, dulce de membrillo, cereales de desayuno de trigo, helados, germen de trigo, etc.).
- **Celiaquía** o intolerancia al **gluten** (trigo, cebada, centeno, triticale, espelta, Kamut, algunos tipos de avena).
- Intolerancia a los **sulfitos** (ya tienes una explicación de los sulfitos páginas atrás).
- Intolerancia a la **lactosa** (todo derivado lácteo, algunos platos preparados o precocinados, o alimentos ultraprocesados que llevan lactosa como ingrediente).

- Intolerancia a la **histamina** (los alimentos que mayor cantidad de histamina llevan son los derivados lácteos, las berenjenas, setas, champiñones, acelgas, calabaza, aguacate, espinacas, tomate, albaricoque, fresa, uvas, naranja, melocotón, dátil, etc., las carnes crudas, los embutidos, las carnes cocidas, el pescado y el marisco, las lentejas, los garbanzos y las judías, las bebidas alcohólicas, las harinas de arroz o trigo, algunos colorantes y algunas especias, la pastelería y bollería industrial, la clara del huevo, el chocolate y los vinagres).
- Intolerancia al **huevo**.

Existen también **14 tipos de alérgenos** diferentes: el gluten, crustáceos, huevos, pescado, cacahuetes, soja, lácteos, frutos secos, apio, mostaza, sésamo, sulfitos, altramuz y moluscos.

- Gluten: cereales como el trigo, cebada, centeno, triticale, espelta, Kamut, algunos tipos de avena, jarabes de glucosa a base de trigo, como la dextrosa, maltodextrinas a base de trigo, jarabe de glucosa a base de cebada y algunas bebidas alcohólicas.
- Crustáceos y productos a base de crustáceos.
- Huevos y productos a base de huevo.
- Pescado y productos a base de pescado.
- Cacahuetes y productos a base de cacahuetes.
- Soja y productos a base de soja, ésteres de fitoestanol, fitoesteroles y ésteres de fitoesterol, tocoferoles o vitamina E (E-306).
- Leche y sus derivados, también lactitol y lactosuero utilizado en bebidas alcohólicas.
- Frutos con cáscara, como almendras, avellanas, nueces, anacardos, pacanas, nueces de Brasil, pistachos, nueces de macadamia, nueces de Australia, algunas bebidas alcohólicas.
- Apio y productos derivados.
- Mostaza y productos derivados.
- Granos de sésamo y productos a base de granos de sésamo.
- Dióxido de azufre y sulfitos en concentraciones superiores a 10 mg/kg o 10 mg/l expresado como SO_2 (tienes todos los ingredientes en el apartado en el que hablo sobre los sulfitos).

- Altramuces y productos a base de altramuces.
- Moluscos y productos a base de moluscos.

A la hora de identificar estos alérgenos, podremos observar en la etiqueta del producto un logo; el alérgeno tendrá que ir marcado en negrita o subrayado para que destaque entre los demás ingredientes en el etiquetado de un alimento.

Muchas de estas intolerancias son tratables y tienen cura, siempre y cuando no sean de nacimiento. Por ejemplo, la intolerancia a la fructosa y al sorbitol es tratable en consulta; es una especialidad que estudié hace años y su tratamiento obtiene muy buenos resultados. Por otro lado, en el caso de las alergias, por ejemplo, aunque puede haber una parte inmunológica que es tratable y mejorable, muy pocas son solucionables al 100%.

Los **14 ALÉRGENOS** que debes informar con la nueva ley

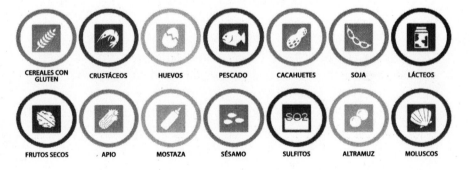

CEREALES CON GLUTEN — CRUSTÁCEOS — HUEVOS — PESCADO — CACAHUETES — SOJA — LÁCTEOS

FRUTOS SECOS — APIO — MOSTAZA — SÉSAMO — SULFITOS — ALTRAMUZ — MOLUSCOS

CÓMO COMPRAR EN OTROS PUNTOS DE VENTA

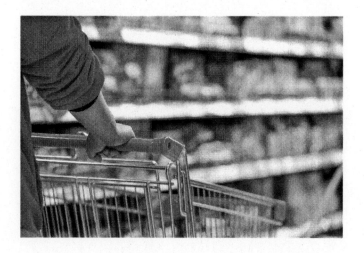

Comprar en supermercados al por mayor

La compra en estos supermercados al por mayor, como Makro, Gros Mercat (GM Cash) o Comerco Cash&Carry, es una buena opción si somos de los que tienen un buen congelador y una buena nevera en casa, o al menos una buena despensa. Y es que estos supermercados son una óptima alternativa para comprar productos en grandes cantidades; si quieres comprar como lo harías en el súper de la esquina, no merece la pena, ya que en productos de tamaño estándar, normalmente, no ofrecen un mejor precio. Ahora bien, en productos que pueden presentarse en un gran formato, como pastas, quesos, yogures o carnes de gran tamaño, sí que nos podemos ahorrar algo de dinero. En lo referente a sus cualidades, son las mismas que las de otros supermercados estándares; de hecho, suelen tener las mismas marcas, pero quizás algo más de variedad, al ocupar mucha más superficie.

Comprar por internet

Mucha gente es reacia a comprar comida por internet porque no pueden ver el producto. No tendría que ser para nada así: la seguridad es la misma que en la tienda física. Detrás de cada empresa existen unos controles de sanidad y de seguridad estrictos. Claro que siempre hay que vigilar dónde compramos, pero a día de hoy, si lo hacemos en empresas conocidas, no tendremos problema alguno.

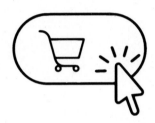

CÓMO COMPRAR PRODUCTOS SUSCEPTIBLES DE LLEVAR PARÁSITOS O BACTERIAS

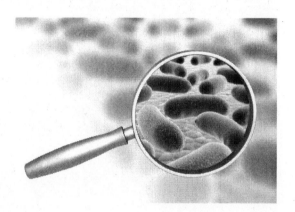

Anisakis

El anisakis es un parásito que se encuentra en el pescado y en los cefalópodos, como el calamar, el pulpo, la sepia, etc. Este parásito puede provocar alteraciones digestivas y reacciones alérgicas que en algunos casos son graves. Para evitarlo lo ideal es comprar el pescado limpio y sin tripas o, si no, quitarlas lo antes posible. Otra opción es cocinar bien el alimento, a más de 60 grados y durante más de un minuto, para matar el parásito. ¿Con qué formas de cocinado podremos matar el anisakis? Con la fritura, el horneado o a la plancha. Por último, también podemos congelar el alimento a −20 grados y, como mínimo, durante cinco días.

Listeria

La listeria es una enfermedad transmitida por alimentos y causada por la *Listeria monocytogenes*, una bacteria que se halla en el agua y en la tierra. Se encuentra, principalmente, en alimentos crudos y en procesados hechos con leche no pasteurizada. Los mejores consejos para evitar la listeria es que consumas los alimentos precocidos y las comidas cocinadas lo antes posible. También debes evitar la leche y los productos lácteos sin pasteurizar. Lo ideal es calentar los alimentos listos para consumir y las sobras hasta que salga vapor. También es recomendable lavar las frutas frescas y las verduras y evitar las carnes y los mariscos ahumados poco cocidos.

Tenia

La tenia es un parásito que puede vivir y alimentarse de los seres humanos. La mayoría de las tenias necesitan dos huéspedes diferentes para completar su ciclo de vida (el huésped es el lugar donde el huevo de un parásito se transforma en larva: a este se le denomina huésped intermediario; el otro huésped es el lugar donde la larva se transforma en adulto: el huésped definitivo). La tenia bovina necesita al ganado y a los seres humanos para completar todo el ciclo de vida. Los huevos de la tenia bovina pueden sobrevivir en el medioambiente durante meses, e incluso años. Si una vaca, el huésped intermediario, come césped que contiene estos huevos, los huevos podrán incubarse en sus intestinos. Después, el parásito joven, la larva, ingresará en el torrente sanguíneo y se desplazará hasta los músculos. Allí podrá formar un quiste, que es una capa protectora. Si finalmente una persona, el huésped definitivo, come carne poco cocida de esa vaca, puede desarrollar una infección por tenia. El quiste larvario se transforma en una tenia adulta. La tenia se adhiere a la pared del intestino, donde se alimenta y pone los huevos, que se expulsan en las heces de la persona. Para no contraer la tenia se ha de evitar comer alimentos poco cocidos de carne de res, de cerdo y pescado. También se ha de evitar la comida cruda o poco cocida, y es necesario lavarse las manos y lavar bien las frutas y verduras. Otro consejo es disponer de agua limpia para lavar la comida de forma correcta, evitar la falta de saneamiento y procurar el tratamiento de las aguas residuales, que podría aumentar el riesgo de infección.

5 consejos clave para la inocuidad de los alimentos:

1. Mantén limpio el alimento y lávate las manos.

2. Separa los alimentos crudos y cocidos.

3. Cocina bien los alimentos a temperaturas seguras.

4. Utiliza agua limpia y de buena calidad.

5. Si dudas de la calidad de un alimento, congélalo.

❖ EPÍLOGO ❖

Espero que te haya sido útil este pequeño libro sobre cómo empezar a cuidarnos un poco más con lo que compramos y con lo que comemos. Como ya te he dicho al principio del libro, ¡la salud empieza en el momento en que salimos a hacer la compra! Me gustaría pensar que he podido aportar mi granito de arena para mejorar tu salud y la de todos los que te rodean.

Ten en cuenta también que no debemos obsesionarnos con una dieta (o comida) perfecta o ideal al 100%, sino que hemos de conocer mejor lo que tenemos a nuestro alrededor y lo que comemos cada día. Haber leído este libro te ayudará a identificar un falso *marketing* y la poca honestidad que algunos productos presentan ante nuestros ojos. La información nos hace poderosos. Con ella podremos decidir con conocimiento de causa si comprar o no cierto alimento y, por tanto, cuidar nuestra salud. Además, toda esta información que acabas de leer te alejará de las garras del falso *marketing*, que nos hace creer que estamos comiendo un alimento que nos promete algo que es mentira. El conocimiento nos empodera y nos fortalece a la hora de salir a hacer la compra.

Gracias por haber llegado hasta aquí y no olvides que ¡también somos lo que compramos!

❖ BIBLIOGRAFÍA ❖

(Ordenada por orden de aparición)

COLORANTES

Riedle, S. (2014). Dietary titanium dioxide particles and intestinal health: a thesis submitted in partial fulfilment of the requirements for the degree of Doctor of Philosophy in Nutritional Science at Massey University, Manawatu, New Zealand (Doctoral dissertation, Massey University).

Wilson, C. L., Natarajan, V., Hayward, S. L., Khalimonchuk, O., & Kidambi, S. (2015). Mitochondrial dysfunction and loss of glutamate uptake in primary astrocytes exposed to titanium dioxide nanoparticles. Nanoscale, 7(44), 18477-18488.

Jovanović, B. (2015). Critical review of public health regulations of titanium dioxide, a human food additive. Integrated environmental assessment and management, 11(1), 10-20.

Papp, A., Horváth, T., Paulik, E., Nagymajtényi, L., & Vezér, T. (2016). TITANIUM DIOXIDE NANOPARTICLES: APPLICATIONS, ENVIRONMENTAL PRESENCE, AND HEALTH RISK. Proceedings. 18th Danube-Kris-Mures, 10.

Haverić, A., Inajetović, D., Vareškić, A., Hadžić, M., & Haverić, S. (2018). In vitro analysis of tartrazine genotoxicity and cytotoxicity. Genetics & Applications, 1(1), 37-43.

Iheanyichukwu, W., Adegoke, A. O., Adebayo, O. G., Emmanuel U, M., Egelege, A. P., Gona, J. T., & Orluwene, F. M. (2021). Combine colorants of tartrazine and erythrosine induce kidney injury: involvement of TNF-α gene, caspase-9 and KIM-1 gene expression and kidney functions indices. Toxicology Mechanisms and Methods, 31(1), 67-72.

Amin, K. A., & Al-Shehri, F. S. (2018). Toxicological and safety assessment of tartrazine as a synthetic food additive on health biomarkers: A review. African Journal of Biotechnology, 17(6), 139-149.

Cox, C. E., & Ebo, D. G. (2012). Carmine red (E-120)-induced occupational respiratory allergy in a screen-printing worker: A case report. B-ent, 8(3), 229.

Tabar-Purroy, A. I., Alvarez-Puebla, M. J., Acero-Sainz, S., García-Figueroa, B. E., Echechipía-Madoz, S., Olaguibel-Rivera, J. M., & Quirce-Gancedo, S. (2003). Carmine (E-120)–induced occupational asthma revisited. Journal of allergy and clinical immunology, 111(2), 415-419.

Anıl, H., & Harmanci, K. (2020). Evaluation of contact sensitivity to food additives in children with atopic dermatitis. Advances in Dermatology and Allergology/Postępy Dermatologii i Alergologii, 37(3), 390-395.

Sadowska, B., Sztormowska, M., Gawinowska, M., & Chełmińska, M. (2022). Carmine allergy in urticaria patients. Advances in Dermatology and Allergology/Postępy Dermatologii i Alergologii, 39(1), 94-100.

Martins, N., Roriz, C. L., Morales, P., Barros, L., & Ferreira, I. C. (2016). Food colorants: Challenges, opportunities and current desires of agro-industries to ensure consumer expectations and regulatory practices. Trends in food science & technology, 52, 1-15.

Yuvali, D., Seyhaneyildizi, M., Soylak, M., Narin, İ., & Yilmaz, E. (2021). An environment-friendly and rapid liquid-liquid microextraction based on new synthesized hydrophobic deep eutectic solvent for separation and preconcentration of erythrosine (E127) in biological and pharmaceutical samples. Spectrochimica Acta Part A: Molecular and Biomolecular Spectroscopy, 244, 118842.

Agostoni, C. V., Bresson, J. L., Fairweather Tait, S., Flynn, A., Golly, I., Korhonen, H., ... & Verhagen, H. (2010). Scientific Opinion on the appropriateness of the food azo-colours Tartrazine (E 102), Sunset Yellow FCF (E 110), Carmoisine (E 122), Amaranth (E 123), Ponceau 4R (E 124), Allura Red AC (E 129), Brilliant Black BN (E 151), Brown FK (E 154), Brown HT (E 155) and Litholrubine BK (E 180) for inclusion in the list of food ingredients set up in Annex IIIa of Directive 2000/13/EC. Efsa Journal, 8(10).

İlhan, D., & Aki, C. (2009). MUTAGENICITY OF SUNSET YELLOW AND BRILLIANT BLACK IN Vicia faba L. AND Allium cepa L. Fresenius Environmental Bulletin.

Macioszek, V. K., & Kononowicz, A. K. (2004). The evaluation of the genotoxicity of two commonly used food colors: Quinoline Yellow (E 104) and Brilliant Black BN (E 151). Cellular and Molecular Biology Letters, 9(1), 107-122.

SULFITOS

Urtiaga, C., Amiano, P., Azpiri, M., Alonso, A., & Dorronsoro, M. (2013). Estimate of dietary exposure to sulphites in child and adult populations in the Basque Country. Food Additives & Contaminants: Part A, 30(12), 2035-2042.

Garcia-Fuentes, A. R., Wirtz, S., Vos, E., & Verhagen, H. (2015). Short review of sulphites as food additives. Eur. J. Nutr. Food Saf, 5(2), 113-120.

Vally, H., & Misso, N. L. (2012). Adverse reactions to the sulphite additives. Gastroenterology and hepatology from bed to bench, 5(1), 16.

Bold, J. (2012). Considerations for the diagnosis and management of sulphite sensitivity. Gastroenterology and Hepatology from bed to bench, 5(1), 3.

ANTIOXIDANTES

Yehye, W. A., Rahman, N. A., Ariffin, A., Abd Hamid, S. B., Alhadi, A. A., Kadir, F. A., & Yaeghoobi, M. (2015). Understanding the chemistry behind the antioxidant activities of butylated hydroxytoluene (BHT): A review. European journal of medicinal chemistry, 101, 295-312.

ESTABILIZADORES

Tobacman, J. K., Wallace, R. B., & Zimmerman, M. B. (2001). Consumption of carrageenan and other water-soluble polymers used as food additives and incidence of mammary carcinoma. Medical hypotheses, 56(5), 589-598.

Weiner, M. L. (2014). Food additive carrageenan: Part II: A critical review of carrageenan in vivo safety studies. Critical reviews in toxicology, 44(3), 244-269.

McKim, J. M. (2014). Food additive carrageenan: Part I: A critical review of carrageenan in vitro studies, potential pitfalls, and implications for human health and safety. Critical Reviews in Toxicology, 44(3), 211-243.

Bischoff, S. C., Bager, P., Escher, J., Forbes, A., Hébuterne, X., Hvas, C. L., ... & Weimann, A. (2023). ESPEN guideline on Clinical Nutrition in Inflammatory Bowel Disease. Clinical Nutrition.

POTENCIADORES DE SABOR

Ataseven, N., Yüzbaşıoğlu, D., Keskin, A. Ç., & Ünal, F. (2016). Genotoxicity of monosodium glutamate. Food and Chemical Toxicology, 91, 8-18.

Azevedo, C. J., Kornak, J., Chu, P., Sampat, M., Okuda, D. T., Cree, B. A., ... & Pelletier, D. (2014). In vivo evidence of glutamate toxicity in multiple sclerosis. Annals of neurology, 76(2), 269-278.

Ganesan, K., Sukalingam, K., Balamurali, K., Sheikh Alaudeen, S. R. B., Ponnusamy, K., Ariffin, I. A., & Gani, S. B. (2013). A STUDIES ON MONOSODIUM L-GLUTAMATE TOXICITY IN ANIMAL MODELS-A REVIEW. International Journal of Pharmaceutical, Chemical & Biological Sciences, 3(4).

Lewerenz, J., & Maher, P. (2015). Chronic glutamate toxicity in neurodegenerative diseases—what is the evidence?. Frontiers in neuroscience, 9, 469.

Onaolapo, O. J., Onaolapo, A. Y., Akanmu, M. A., & Gbola, O. (2016). Evidence of alterations in brain structure and antioxidant status following 'low-dose' monosodium glutamate ingestion. Pathophysiology, 23(3), 147-156.

Shannon, M., Green, B., Willars, G., Wilson, J., Matthews, N., Lamb, J., ... & Connolly, L. (2017). The endocrine disrupting potential of monosodium glutamate (MSG) on secretion of the glucagon-like peptide-1 (GLP-1) gut hormone and GLP-1 receptor interaction. Toxicology letters, 265, 97-105.

Elshaikh, A. A., & Abuelgassim, A. I. Effect of Monosodium Glutamate on Plasma Insulin, Glucose Levels and Toxicity in Rats.

Kohan, A. B., Yang, Q., Xu, M., Lee, D., & Tso, P. (2016). Monosodium glutamate inhibits the lymphatic transport of lipids in the rat. American Journal of Physiology-Gastrointestinal and Liver Physiology, 311(4), G648-G654.

Hamza, R. Z., & Al-Harbi, M. S. (2014). Monosodium glutamate induced testicular toxicity and the possible ameliorative role of vitamin E or selenium in male rats. Toxicology reports, 1, 1037-1045.

Mustafa, Z., Ashraf, S., Tauheed, S. F., & Ali, S. (2017). Monosodium glutamate, commercial production, positive and negative effects on human body and remedies-a review. IJSRST, 3, 425-435.

del Carmen Contini, M., Fabro, A., Millen, N., Benmelej, A., & Mahieu, S. (2017). Adverse effects in kidney function, antioxidant systems and histopathology in rats receiving monosodium glutamate diet. Experimental and Toxicologic Pathology, 69(7), 547-556.

Mondal, M., Sarkar, K., Nath, P. P., & Paul, G. (2018). Monosodium glutamate suppresses the female reproductive function by impairing the functions of ovary and uterus in rat. Environmental Toxicology, 33(2), 198-208.

Kazmi, Z., Fatima, I., Perveen, S., & Malik, S. S. (2017). Monosodium glutamate: Review on clinical reports. International Journal of food properties, 20(sup2), 1807-1815.

EDULCORANTES

Lebda, M. A., Sadek, K. M., & El-Sayed, Y. S. (2017). Aspartame and soft drink-mediated neurotoxicity in rats: implication of oxidative stress, apoptotic signaling pathways, electrolytes and hormonal levels. Metabolic brain disease, 32(5), 1639-1647.

Palmnäs, M. S., Cowan, T. E., Bomhof, M. R., Su, J., Reimer, R. A., Vogel, H. J., ... & Shearer, J. (2014). Low-dose aspartame consumption differentially affects gut microbiota-host metabolic interactions in the diet-induced obese rat. PloS one, 9(10), e109841.

Adaramoye, O. A., & Akanni, O. O. (2016). Effects of long-term administration of aspartame on biochemical indices, lipid profile and redox status of cellular system of male rats. Journal of basic and clinical physiology and pharmacology, 27(1), 29-37.

Kuk, J. L., & Brown, R. E. (2016). Aspartame intake is associated with greater glucose intolerance in individuals with obesity. Applied Physiology, Nutrition, and Metabolism, 41(7), 795-798.

Soffritti, M., Padovani, M., Tibaldi, E., Falcioni, L., Manservisi, F., & Belpoggi, F. (2014). The carcinogenic effects of aspartame: The urgent need for regulatory re-evaluation. American journal of industrial medicine, 57(4), 383-397.

Pandurangan, M., Enkhtaivan, G., & Kim, D. H. (2016). Cytotoxic effects of aspartame on human cervical carcinoma cells. Toxicology Research, 5(1), 45-52.

Lebda, M. A., Tohamy, H. G., & El-Sayed, Y. S. (2017). Long-term soft drink and aspartame intake induces hepatic damage via dysregulation of adipocytokines and alteration of the lipid profile and antioxidant status. Nutrition research, 41, 47-55.

Landrigan, P. J., & Straif, K. (2021). Aspartame and cancer– new evidence for causation. Environmental Health, 20, 1-5.

Hall, L. N., Sanchez, L. R., Hubbard, J., Lee, H., Looby, S. E., Srinivasa, S., ... & Fitch, K. V. (2017, April). Aspartame intake relates to coronary plaque burden and inflammatory indices in human immunodeficiency virus. In Open Forum Infectious Diseases (Vol. 4, No. 2). Oxford University Press.

Maghiari, A. L., Coricovac, D., Pinzaru, I. A., Macaşoi, I. G., Marcovici, I., Simu, S., ... & Dehelean, C. (2020). High concentrations of aspartame induce pro-angiogenic effects in ovo and cytotoxic effects in HT-29 human colorectal carcinoma cells. Nutrients, 12(12), 3600.

y Estereológico, E. C. (2005). Effect of sodium cyclamate on the rat fetal liver: A karyometric and stereological study. Int. j. morphol, 23(3), 221-226.

de Matos, M. A., Martins, A. T., & Azoubel, R. (2013). Effects of Sodium Cyclamate and Aspartame on the Rat Placenta-A Morphometric Study. International Journal of Nutrology, 6(01), 004-008.

Kundi, H., Butt, S. A., & Hamid, S. (2015). Variation in the area of islets of langerhans in sodium cyclamate treated rats. Pakistan Armed Forces Medical Journal, 65(5), 656-659.

De Matos, M. A., Martins, A. T., Azoubel, R., DE MATOS, M. A., MARTINS, A., & AZOUBEL, R. (2006). Effects of sodium cyclamate on the rat placenta: a morphometric study. J Morphol, 24, 137-42.

OTROS TÍTULOS DE INTERÉS

Amat
editorial

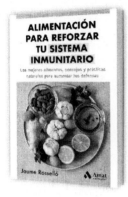

Alimentación para reforzar tu sistema inmunitario

Jaume Rosselló

ISBN: 9788419341334

Págs: 240

Más allá de los medicamentos farmacéuticos, existen muchas otras opciones para reforzar nuestro sistema inmunitario de forma natural. La primera, y más evidente, es la alimentación, preferiblemente siguiendo una dieta vegetariana o *plant based*, o eligiendo alimentos prebióticos y probióticos. Pero hay muchas más: el ayuno intermitente (o la restricción calórica), la práctica de yoga u otras actividades que pongan al cuerpo en movimiento, la relajación o también un buen cuidado del sueño.

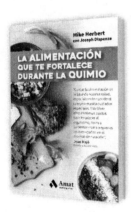

La alimentación que te fortalece durante la quimio

Mike Herbert - Joseph Dispenza

ISBN: 9788497358361

Págs: 192

Este libro muestra que los pacientes de cáncer pueden sanar más rápidamente y mejor con una buena alimentación mientras se someten al tratamiento convencional. Esto se consigue activando la propia capacidad autorreparadora y autocurativa del cuerpo para que nos ayude. Por esa razón, durante el tratamiento es más importante que nunca mantenerse fuerte y activo. Los autores te enseñan a cambiar tu mente, a eliminar toxinas de tu cuerpo, a comer los alimentos que mejor cuidan de ti y a favorecer el proceso de curación combinando ejercicio y descanso.

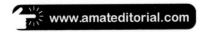